「究極の健康法」でみるみる痩せる！

月曜断食

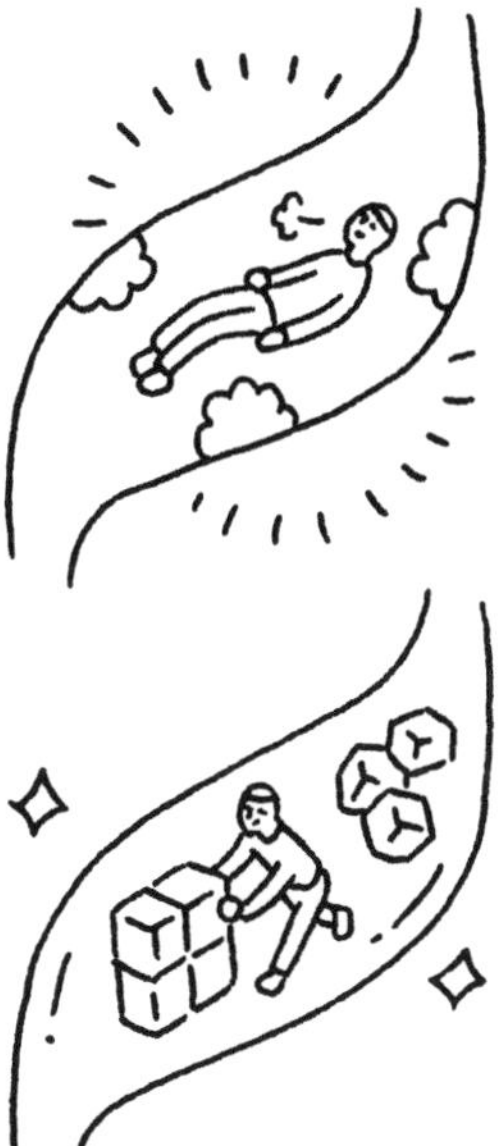

関口鍼灸治療院総院長

関口 賢

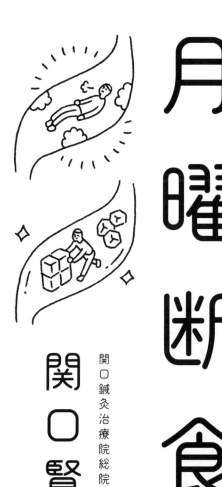

文藝春秋

はじめに　奇跡の0円ダイエット「月曜断食」

「断食」というと、みなさんどんなイメージを持たれているでしょうか。なんだかハードそう、やり遂げられるかちょっと不安？　いろいろなダイエット法の流行り廃《すた》りがあるなかで、ここ10年ほど、酵素ドリンクやコールドプレスジュースを飲みながら行う「ファスティング」や、1食または2食を抜く「プチ断食」が流行しました。

このブームの裏側で、世界中の医学者たちが断食について研究を行い、さまざまな報告がなされていたのを知っていますか？

・断食が免疫力を上げる。
・数日間の断食で長寿遺伝子のスイッチが入る。
・断食をして、脂肪をエネルギー源とするケトン体回路が動き出すと、効率よく痩せられる。

・断食によってホルモンの分泌量や脳内のα波が増えて精神が安定する。

ここに挙げたのはほんの一例ですが、僕が断食と出会って10年以上が経ち、実際に断食をして得てきた数々の実感が、医学の力をもって続々と実証されてきているのを感じています。と同時に、断食の素晴らしい効果について自信を深めてもいます。

僕の鍼灸師としてのキャリアはそのまま、断食を実践してきた年数と重なります。

僕が断食と出会ったのは2007年、鍼灸師の国家資格を取得し、中医師である院長の王《おう》尉《い》青《せい》先生に憧れて弟子入りした東京・青山の中国式鍼治療専門店「ハリー」でのことでした。

ハリーには、1日に100人を超える方が来院し、その9割がダイエット目的でした。そして、施術の中心となるのが、鍼と断食（中医学でいう不食）だったのです。そのダイエット効果の高さ、体質改善効果の高さは本物で、そこから断食についての猛勉強がはじまりました。

王先生の指導を受けながら、ハリーではのべ4万人、2010年に東京・銀座の片隅に「関口鍼灸治療院　HEAL the WORLD」を開院してからは約3万人、計7万人を超える方々に、鍼による治療と断食の指導を行ってきました。

取り組まれているみなさんを見ていると、**最初のひと月で5kg〜7kg、2カ月目で10kgほど**痩せている方が数多くいます。しかも他のダイエット法と違って、リバウンドしにくいのです。

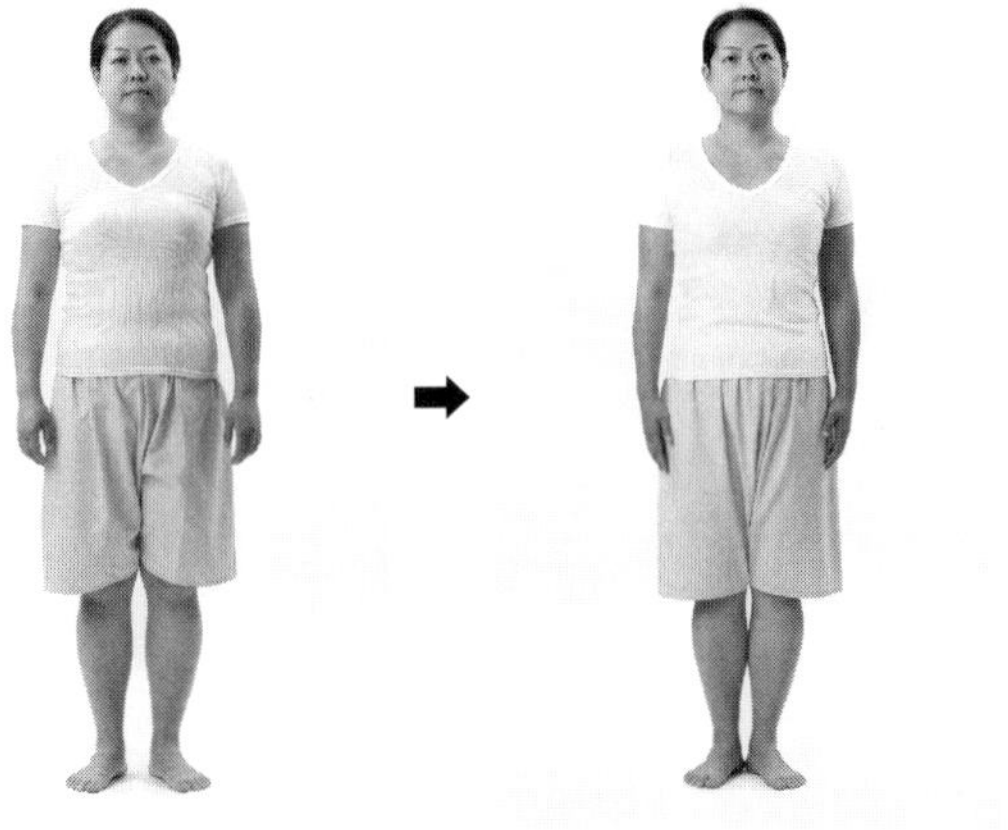

たとえば最近の例では、写真のMさんはわずか4週間の月曜断食で、体重65・1kgから59kgのマイナス6・1kg、体脂肪は34・8%から31%まで落ちました。肩まわりの贅肉がすっきりと落ち、全身のむくみもとれて一回り痩身になられています。

のべ7万人の患者さんとの対話から得た治療の成果と私自身の体験を踏まえ、「1日3

食を食べることが常識」の世の中から、「断食によって食べない時間を持つことが常識」の世界へと転換させたいと、本気で考えるようになりました。治療のエッセンスを濃縮した、**誰もがお金をかけずに手軽に、かつ安全に自宅で断食に取り組める方法**が、この「月曜断食」です。

断食はただ食べないでいればいいだけなので、思い立ったらすぐ実行できて、翌朝には効果を実感できます。世の中の多くの人はダイエット療法やジム、健康器具やサプリなどに少なからずお金を注ぎ込んでいますが、本書の療法は0円！　お金も時間もかかりません。これほど簡単で、リバウンドしにくいダイエット&健康法は他にありません。

月曜断食とは、読んで字のごとく、毎週月曜日に断食（＝不食）を行う方法です。断食後の火曜日から金曜日の平日は体がよろこぶ良食を摂り、週末に好きなもので心を満たす美食を摂る。まずは4週間、この「不食→良食→美食」のサイクルを繰り返すことで体重を落としていき、さらに、ただ痩せるだけではなく、体質を根本から改善し、毎日が快適で、太りにくい体へと生まれ変わらせていきます。月曜断食に取り組まれた方々はこんな声をよせてくださっています。

「はじめる前は断食できるか不安だったけど、4週間やり抜いて、月曜断食は体のバランスを整えるのに必要な、新しい生活習慣になりました」

「働きながらでも、子どもがいても取り組める方法です」

「施設にこもらずとも断食はでき、時間もお金もかからず、大きな効果が出てびっくりです」

「糖質制限でダイエットをしようとしていたときは、一日中食事のことばかり考えていました。食べないだけのシンプルな方法は、ストレスがなく、忙しい私にもぴったりでした。余分な食べ物も買わなくなったので、お財布にもやさしい！」

断食というと、「ツライ」「大変」「特別な人がするもの」といったイメージがあるかもしれませんが、仕事が忙しかったり、海外出張が多い方も、あるいは趣味のスポーツに打ち込まれている方も、無理なく実践しています。

ダイエットの目的、落としたい体重・体脂肪率、環境、体質は千差万別ですが、月曜断食に取り組んだことで、さまざまな不調が嘘のように消えて、それぞれに満足のいく結果を手に入れています。

「5kg体重が落ち、むくみがなくなって見た目がすっきりしたこともうれしいですが、食べない時間を持つことであらゆる感覚がとぎすまされ、自分の体と向き合う時間がとても楽しかった。生活も性格も落ち着いていくのがおもしろかったです」

この方の言葉に、断食のよさが凝縮されています。

ぜひ、みなさんも月曜断食にトライして、この奇跡的な0円ダイエットの効果を実感してほしいと思います。すっきりとした美しさと健康を手に入れるのは、今度はあなたの番です！

目次

月曜断食
「究極の健康法」でみるみる痩せる！

第1章 「月曜断食」は究極のダイエット&体質改善法

第2章 誰でも簡単に実践！ 月曜断食

第3章 断食を楽にする知恵

第4章 これで迷わない！ 月曜断食Q＆A

第5章 リバウンド知らずの食べ方講座

第6章　断食で生まれ変わった！　体験談

装丁・装画　寄藤文平
本文デザイン・挿絵　上楽 藍
写真　文藝春秋写真部
構成　今富夕起

第6章 断食で生まれ変わった！ 体験談

装丁・装画　寄藤文平
本文デザイン・挿絵　上楽　藍
写真　文藝春秋写真部
構成　今富夕起

第1章

「月曜断食」は究極のダイエット&体質改善法

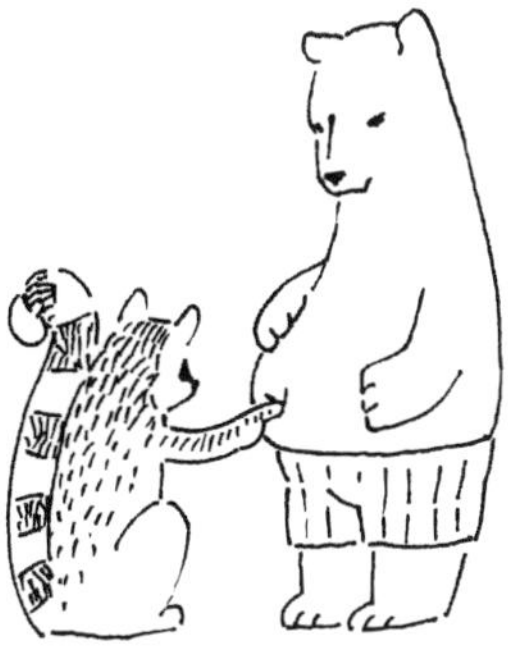

月曜断食のすすめ

鍼灸師の僕が代表を務める「関口鍼灸治療院　HEAL the WORLD」で施術を受けている方のうち、女性の8割以上が、ダイエット・美顔・小顔・アンチエイジングといった、外見を整えることを目的に来院されています。

男性では、慢性的な腰やひざの痛みに長年悩んでいる方や、生活習慣病の一歩手前で医者から痩せることを指導されたものの痩せ方がわからないなど、健康にかかわる悩みを抱えた方々が、知り合いからの紹介という形で治療院にいらっしゃるケースが多くを占めます。

性別、年齢、体型、治療の目的は多岐にわたり、鍼灸・マッサージではその方に合ったオーダーメイドの治療を施します。しかし、ひとつだけみなさんに共通してやっていただくことがあります。それが、「断食」です。

ダイエット、美肌、腰痛、生活習慣病、さらには、生理不順や不妊といった婦人科系、片頭痛、花粉症に代表されるアレルギーの悩み。何の関連性もないように思えるこれらの症状や悩みをどう改善していくか。体の構造や東洋医学的な見地からその根本を探っていくと、いつも答えは「断食」に行き当たります。

いうなれば断食は、いま抱えている不調を引き起こしている負のスパイラルを断ち切り、いいスパイラルへ方向転換させるために必要不可欠な、**体質改善の強力なスイッチ**。車でもアクセルペダルをグッと踏み込むと、ペダルから足を離しても車は前進し続けるのと同じで、体にも〝これから体を変えていくんだ〟という強いサインを最初にはっきりと送ってあげることで、体質改善のスイッチがオンになるのです。

体質改善のスイッチが入ると体は本来の働きを取り戻し、不必要な脂肪は削ぎ落とされ、さまざまな不調が改善されていきます。

治療院では、僕たち専門家の指導のもと、鍼灸の力も借りながら3日間の断食を行うのがもっともスタンダードなやり方です。3日間、水だけを飲んで過ごすことで負のスパイラルに急ブレーキをかけて体をニュートラルな状態に戻し、4日目以降の回復食に細心の注意を払いながら、およそ1カ月かけて段階的に食べていい食材を増やしていき、体がいいスパイラルの波にうまく乗っていけるようにサポートをしていきます。

鍼灸師としてこれまでのキャリアのなかで、のべ7万人を超える患者さんと接してきましたが、断食に取り組まれた方で、まったく何の結果も得られなかったという人はひとりもいません。そう断言できますし、**しっかりと結果の出るダイエット効果に加え、抱えている悩みや不調の改善**など、プラスαの目覚ましい効果があったという方ばかりです。

それならば、誰もが3日間断食にトライすればいいかというと、それは違います。断食は1日目よりも、体に蓄えていたエネルギーが枯渇してくる2日目あたりが精神的にも肉体的にもキツくなります。人によっては、頭痛、ふらつき、眠気、倦怠感などを伴うことがあり、空腹による飢餓感も強くなっていきます。

治療院では、鍼灸治療によってこれらの症状の軽減をはかりながら進めていくため、精神的・肉体的に追い詰められることなく3日間を終えることができます。さらに、断食と同じくらい大切にしている回復食についても、治療院ではその方に合わせたアドバイスをしながら進めていくため、得られる効果はより高くなります。しかし、専門家のサポートがない状態で、3日間断食を適切にやり切ることは難しいといわざるを得ません。

では、治療院に通えない方でも、断食のすぐれた効果を享受するにはどうしたらいいか。そんな発想のもとに生まれたのが、「月曜断食」です。週1回、月曜日は食事を摂らずに過ごしますが、**1日の断食であれば、みなさんが心配するふらつきやイライラなどはほぼ起こらず、安全に取り組むことができます。**

より正確にいうならば、最初の1~2回は断食に体が慣れていないなどの理由から、精神的に落ち着かない、頭痛がする、空腹に対してのイライラ感、横になりたいくらいのふらつきなどを覚える方もいますが、この症状は一過性のもの。1週目より2週目、2週目より3週目と、断食をして過ごす1日がどんどん楽になっていきます。

食事を摂らないのは1週間のうち1日だけ。それでいて、週1日の月曜断食を3～4週間行うことで、3日間断食したのと同じように、体質を根本から変えていくことが可能になります。

4週間のプログラムを終えた方はみなさん、「4週目に入ったあたりから、食べても体重が減っている」、「朝早く起きられるようになった」、「PMS（月経前症候群）の症状が軽くなり、生理痛も軽減された」など自分の身に起きた変化から、月曜断食によって体の内側から変わってきたことを実感されています。

月曜断食は食べずに体を苦しめる方法ではなく、体への負担を極力減らして最大限の効果を引き出していく、究極の方法なのです。

食べない常識を忘れてしまった現代人

いまの世の中に3食食べる常識はあっても、食べない常識はありません。一過性のファスティング・ダイエットブームはありましたが、日本人の生活のなかにまだまだ「食べない」健康法は浸透していません。

その証拠に、1食食べられないだけでみなさんイライラしますよね？　幼少期から1日3食が当たり前に育った私たちにとって、常識を書き換えるのはとても困難です。

でもちょっと考えてほしいのですが、体調を崩したとき、動物も人も自然と食べるのをやめて水分を摂ろうとします。これは、食べないことで病気の回復にエネルギーを使えることを、本能的に知っているのです。後述しますが、**食べない＝不食は、東洋医学において古くからある養生法**であり、体を回復させる重要な知恵です。

一度、断食を経験して食べないことのメリットを体感すると、いとも簡単に、すんなりと、食べないことを常識にできます。いまは疑心暗鬼かもしれませんが、断食を体験したあとは、僕と同じことを友人に語っているはずです。

月曜断食は、月曜日の朝・昼・夜ごはんを食べずに水だけで過ごすというシンプルな方法です。なぜ月曜日に行うかというと、フルタイムで働く方も、子育て中の人も、日常生活に断食を組み込むには月曜日がいちばんだと考えたから。月曜日に断食をしてその週のパフォーマンスを上げ、平日は体にとってベストな食事を摂り、週末は友人や家族とともに食事を楽しみ、月曜日に食べすぎた体をリセットする。

【不食（断食）→良食→美食】この繰り返しで1週間を過ごしていけば、食べる楽しみを享受しながら、快適な体を維持していけます。

もちろん、勤務時間が変則的な方や、食のピークを週末に持っていくと不都合が生じる方もいるでしょう。車の運転をともなう職種の方は、ふらつきを覚えたときに備えて、休日に取り組むのもよいと思います。

状況に応じてご自身に合った1日を設定してかまいません。とにかく週に1回、この日と決めてしまうことが大切です。

断食はなぜ体によいのか

断食の最大の目的は、酷使している胃腸を休め、本来の働きを取り戻すことです。

人は、体で使うエネルギーの約4割を、消化活動に使っているといわれています。食べ物を摂取してから、胃のなかで約3~5時間、小腸のなかで約5~8時間、食べ物の摂取から排泄されるまで約40時間かかります。食べ物によって消化にかかる時間は大きな違いがあり、僕の師の王先生からは、野菜は1~2時間、肉・魚・卵などのタンパク質は約4~6時間、白米・麺類・パン・イモ類などの炭水化物は6~8時間かかると、教わりました。

日常的に食べすぎていると胃腸の働きが弱り、口に入れたものが体の外に排出されるまでの消化にかかる時間は、より多くなります。

やや乱暴ないい方になりますが、現代人の大半は、食べすぎによって胃腸がバカになっている。そして、次から次へと送り込まれてくる食べ物の消化に追われっぱなしで、本来、健康な体にとってもっとも大切である、傷ついた細胞の修復・回復は後回し。エネルギーの使いどころを間違っていることが、不調の大きな原因です。

断食で食べ物を断ち、胃腸の活動をいったんオフにして、胃腸が正常に働ける環境を取り戻し、修復・回復に多くのエネルギーを費やせる体質にシフトすることで、体調はどんどん上向いていきます。

胃腸の消化・吸収・排泄は、代謝、血流、免疫、ホルモン分泌、自律神経にまで深くかかわっているため、胃腸が正常化することで改善する症状の幅は驚くほど広いのです。

また、近年のさまざまな研究により、人はカロリー摂取をおさえて空腹状態が続くと、サーチュイン遺伝子という長寿遺伝子が活性化することが報告されています。この遺伝子からつくられるサーチュインという酵素は、ミトコンドリアの修復や、免疫細胞の調整、動脈硬化の予防など老化の抑制に重要な役割を果たします。断食は、まさに**強力なアンチエイジングにもなる**のです。

●食べすぎ

・胃での消化が追いつかない　→　胃の働きが弱まる　→　胃に長く食べ物が滞留する　→　37℃の環境で滞留物が腐敗　→　体に毒素がまわる

⬇

不調

・胃から腸まで食べ物が詰まる　→　腸の働きが弱まる　→　栄養を吸収できない　→　細胞に栄養がいきわたらない

⬇

不調

●断食

・胃腸の活動をオフにする　→　修復・回復にエネルギーを注げるようになる

⬇

体調改善

・排泄能力が高まる　→　消化・吸収能力が高まる　→　質のいい血液が全身をめぐる　→　代謝機能がアップ

⬇

痩せる／肌質や髪質がよくなる→アンチエイジング／
ＰＭＳや生理痛の改善→婦人科系の機能改善／冷えの改善

・腸内の善玉菌が増える　→　幸せホルモン「セロトニン」が分泌される

⬇

精神安定／免疫力が上がる　→　アレルギー症状の改善

断食のミラクルな効用

前項のメカニズムが理解できると、断食の効用がダイエットに留まらないことがわかってきたと思います。

成功するダイエットには、モチベーションの維持が欠かせません。ここで紹介するのは、治療院で多くの方が体感している、痩せると同時に改善された症状の数々です。「こんな悩みも解消できるんだ！」という目標があると、より前向きに取り組むことができます。

・ぽっちゃり系――脂質異常症、内臓脂肪型肥満

肥満といっても症状はさまざまです。健康に問題がない程度の太り方ならばいまはまだ安心ですが、脂肪の蓄積は生活習慣病に直結します。血中のコレステロールや中性脂肪などの脂質が基準値よりも多い脂質異常症、生活習慣病につながりやすい内臓脂肪型肥満（見た目は痩せ型から普通の「隠れ肥満」も含む）タイプの方は、断食をすることで血流が改善し、血流がよくなると代謝が上がり、その結果、脂肪を燃焼する力が強くなり、肥満が解消されていきます。

ただし、血流がよくなるまでに3〜4週間はかかり、体脂肪が落ちてくるのはその後になるので、数値の改善には1〜2カ月と少し時間が必要になることを念頭に置いておきましょう。

・ガチガチ系——肩こり、冷え、むくみ

体のリセット力が弱まると、疲れを修復・回復するのが難しくなります。すると、肩こりは治らず、血流が悪くなり、それが冷えやむくみへとつながっていきます。また、胃腸が詰まって排泄能力が低くなると、腸に溜まった便が脚へとつながるリンパなどを圧迫して、下半身のめぐりが悪くなります。これもむくみの原因です。

断食は体のリセットボタンを強力に押すので、万年肩こりで悩んでいた方も悩みから解放されていますし、腸の働きがよくなることで冷えやむくみの症状も軽減していきます。

・婦人科系――ＰＭＳ、生理痛、生理不順、不妊など

下腹部を触ってみて張ったような硬さがある方は、東洋医学でいう瘀血《おけつ》タイプ。血流を改善することで、婦人科系の悩みは改善していきます。糖分の摂りすぎは血糖値の乱高下をまねいて血管を傷つけるなど、血流にも影響を与えるといわれていますし、僕の治療院でも糖質を制限することで、婦人科系の悩みが解消される例をたくさん見てきています。断食をして血流をよくするとともに、一時的に糖質の摂取量を制限して体質を変えていきましょう。

・ふらふら系――めまい、耳鳴り、立ちくらみなど

これらの症状は、肩こりとセットになっているケースがほとんど。肩こりがあると首から上の血流が不足し、それが三半規管にも影響し、ふらふら系の症状となってあらわれます。空腹で眠り、体の修復・回復能力を高めることで肩こりを含む体の疲れをリセットし、断食で血流を上げていくことで改善されます。

・睡眠——寝つきの悪さ、寝起きの悪さ、不眠など

食べすぎで胃に血液が集まると、睡眠に必要なセロトニンというホルモンの分泌が悪くなります。食べないことで血流を分散するだけで寝つきがよくなりますし、寝ている間に体の修復・回復機能が働くので、目覚めもよくなります。慢性的な疲労も解消されやすくなります。

・美容系——肌荒れ、湿疹、二枚爪

断食で血流がよくなることに加え、ホルモンバランスが整うことで、肌のツヤがよみがえります。胃腸がパンパンに詰まっている状態で排泄がうまくいかないと、体に溜まった毒素の出口を求めて皮膚に炎症や吹き出物ができます。胃腸がクリーンになるとこれらの症状がおさまるのはもちろん、体のすみずみにまで血流がいきわたるようになり、手足や髪の毛など末端にも必要な栄養を届けられるようになります。

肌にはターンオーバーのサイクルがあるので、効果を実感するまでに1カ月ほどかかるかもしれません。しかし、「肌が柔らかくなった」、「腕にできていた湿疹のようなブツブツが気づいたらなくなった」など、肌がきれいになったという報告はよく聞いています。

・メンタル——イライラ、不安、うつ

胃腸の活動を一旦オフにして働きを活性化させると、腸内の善玉菌が増え、腸内環境がよくなります。すると、幸せホルモンと呼ばれるセロトニンなどメンタルにかかわるホルモンの分泌量が増え、気持ちが安定してきます。

また、断食によって感性が研ぎ澄まされたり、思考がクリアになって勉強や仕事の成績が向上することもよくあります。

・その他——花粉症などのアレルギー症状、血圧、血糖値など

断食で胃腸をクリーンアップし、善玉菌のエサとなる乳酸菌を届ける生活を送るうちに腸内環境が整い、免疫力が上がってきます。すると、花粉症などのアレルギー症状はてきめんによくなります。

今年の春も「花粉症の薬を使わずに過ごせた」、「箱ティッシュじゃなく、ポケットティッシュだけで外出できるようになった」などの声をたくさん聞きました。反対に、免疫力が上がってくる冬から春にかけての時期に食べすぎたり、太ったりすると免疫力が下がり、「ついに今年、花粉症デビューをしてしまった」という新規の患者さんもたくさんいました。体は正直です。

また、生活習慣病の一歩手前といった症状にも断食は効果的です。高血圧、高血糖、コレステロール値なども、断食を習慣化したあとでは、のきなみ数値がよくなっています。

断食は〝ツライ〟もの？

さて、ここまで読んできて、月曜断食がよさそうな気はしてきたけど、たとえ週1回だったとしても、「断食なんて絶対にムリ！」、「食事を摂らずに、普通に仕事をする自信がない！」という声がまだまだ根強く、あちこちから聞こえてきそうです。

治療院でのカウンセリング時にも感じていますが、「断食」という言葉はそれだけで、人に拒否反応を起こさせてしまうようです。その原因のひとつには、たとえば時間がなくて1食食べ損ねてしまったときに感じる強い空腹感、お腹が空いているときのイライラ感など、食べられないことをネガティブに受け取っているからというのがあると思います。

もうひとつの要因には、断食のルーツが宗教にあるからではないかと思います。

仏教の荒行、イスラム教のラマダン、モルモン教では毎月第1日曜日を断食日と定めていますし、ここに挙げた以外にも、ユダヤ教、キリスト教、ヒンドゥー教など、さまざまな宗教で断食の日が決められていたり、儀式として断食を行っています。

宗教における断食は精神修行の色合いが濃く、それゆえに、断食は修行僧などその道を究めた高尚な人が行うもの、というイメージを多くの人が持つに至ったのではないでしょうか。

しかし、**中国の中医学やインドの伝統医学であるアーユルヴェーダなどでは、古くから断食を養生法・治療法**として取り入れていました。

鍼灸治療と断食における僕の師匠である、東京・青山の中国式鍼治療専門店「ハリー」の王尉青先生は、中医学を学んだ医師であり、来日後は北里大学の研究員として胃腸の研究をしていた方です。その王先生の治療は、鍼灸治療に中医学でいうところの不食（＝断食）を組み合わせることを基本としていました。

鍼灸の専門学校を卒業してすぐハリーに就職した僕は、ここで王先生に出会い、断食を学びました。日本ではマッサージを好む傾向が強く、鍼灸師の国家資格を取得しても、鍼灸の腕を磨ける環境は意外に少ないのが現実です。そんななか、ハリーでは

1日に100人を超える患者さんに鍼灸の施術を施していました。

そんな環境に飛び込みたくて、自らアポを取り、王先生に拾っていただいたのですが、7〜8人の施術者で1日100人を超す患者さんを診るのは予想以上にハードでした。

当初僕は、「患者さんに断食をすすめる以上は、僕自身も体験すべきだ」と思いながらも、「毎日こんなに忙しくてヘトヘトなのに、食べないでいたら力が出ないよなぁ……」と躊躇《ちゅうちょ》していました。もともと、高校時代に強豪校でサッカー漬けの日々を送っていたこともあり、当時の僕に「食べない」選択肢はありませんでした。

1日3食摂ってもお腹が空くので間食・夜食も当たり前の毎日。

とくに、鍼灸師の国家試験前は甘いジュースやお菓子を傍らに勉強していたため、わずか半年で8kgほど太りました。ハリーに就職したころ、顔はむくんでまん丸で、体調もよくありませんでした。その不調の原因が、食べすぎ、太りすぎからくるものだとは想像もしていませんでしたが、王先生の指導で断食を実践したことで、考えが一変します。

初日こそ、〝食べられないことのストレス〟に苦しみましたが、体力的には何の問題もありませんでした。2日目、3日目になると仕事への集中力が高まっていることを実感し、体のだるさも抜けていきました。「食べなくても、人間ってこんなに動けるんだ」ということが身をもってわかると、食への執着心もなくなり、断食前に考えていたツラさを体感することなく、4日半の断食を終えました。

初日のツラさを乗り越えられれば、あとは肉体もメンタルも楽になる。

それが僕の断食初体験でした。

断食は睡眠の質を高める

じつはこの話には続きがあって、僕がなにより衝撃を受けたのは、学生時代からの長年の悩みであった「寝坊グセ」があっさり直ってしまったことです。

お恥ずかしい話ですが、第一志望だった治療院に就職でき、誰にも負けないやる気を自負していたにもかかわらず、僕は何度も遅刻を繰り返していました。何回目かの遅刻をした日、王先生に「遅刻をするのは、お前の技術を求めてきてくれている患者さんとの約束を破ること。次に遅刻したら罰金5万円だ！」と怒られました。

初任給から5万円引かれるのは、誰だって避けたいですよね？　王先生もそこまでいえば僕が遅刻をしないと踏んだのでしょうが……。なんと、その翌日もまた寝坊で遅刻。人生でも何本かの指に入る大失態です。

当時の僕の生活を振り返ってみると、夜8時に治療が終わり、そこから居残りで鍼の練習をして、自宅に帰るのが11時ごろ。それから夜ごはんを食べてお風呂に入り、しっかり目覚ましをセットして眠りにつくものの、朝、どうしても起きられないといった感じでした。

朝、起きられないのは意志が弱いから。気合いが足りないから。自分は社会人失格だ……。そんなふうに自分を責めていましたが、断食を経験した直後から、朝すっきり起きられるように体が変わったのです。その結果、遅刻をするどころか、5時半にはバチッと目が覚め、朝からテキパキと動ける自分へと生まれ変わりました。

胃を空っぽにして眠りにつくと睡眠の質が高まり、自然と朝早くに目が覚めるのです。皆さんも、夜中の2時3時にパチッと目が覚めて、もう寝なくてもいいかなと思うくらい熟睡した感覚を味わったことがないでしょうか。あの感覚が毎日続くのです。

いまでは僕は、早朝に起きて趣味であるゴルフをしてから治療院へ行く日もありますし、朝の時間を持て余して予定より早く治療院に着き、ほかの先生方から「また今日も、どうしたんですか？」と愛ある突っ込みを受ける日々を送っています。

治療院にくる患者さんでも、超多忙でボロボロだった方が、断食をきっかけに早朝出社を習慣にして仕事の効率をアップさせた例もありますし、断食で思考がクリアになったことで仕事の質が上がったという方もたくさんいます。

また、画家や作家などアーティスト系の方のなかには、集中力を高めるために、創作活動に入る前にはあえて断食をするという方もいます。

昔からの知り合いには驚かれますし、おじいちゃんみたいな生活をしていると笑われることもありますが、朝早く起きる生活をやめようとは絶対に思いません。

それは、時間を有効に使えるということもありますが、「先生、いつ会っても元気だよね」といわれるような安定した毎日を過ごせているのは、断食と出会ったからに他ならないと僕自身が強く実感しているからです。

断食で生き方も変わった人

断食はただ痩せるだけではなく、僕のように長年の悩みがあっさり消えたり、頭痛、肩こり、腰痛、高血圧など、その人が抱えている不調を改善したり、さらには、イライラや落ち込みなどメンタル面も改善するなど、その効果の範囲が広いのが大きな特徴です。

そして、もっと大きなことをいえば、断食は、その人の生き方までも変えてしまいます。

僕がハリーで働きだしてから1年後。副院長として配属された吉祥寺の治療院で出会ったKさんという50代の女性は、僕にとって一生忘れることのできない患者さんのひとりです。

Kさんはひざに故障を抱えていて、主治医からは手術を勧められていました。しかし、どうしても手術に踏み切ることができず、治療院を訪ねてきたのです。初診から患者さんを任されるのはそのときが初めての経験でしたが、ご本人の体調と意志を確認しながら、通常よりかなり長めの2週間という断食をやり遂げました。その結果、2カ月で20kg、3カ月で25kgの減量に成功。ひざの手術は回避できました。

減量によってひざへの負担がなくなり、痛みから解放されて歩けるようになったKさんは犬を飼いはじめました。しばらくすると、「犬の散歩をするうちに写真を撮るのが楽しみになってきた」といい、その数週間後には、「最近、本格的にカメラの勉強をはじめたんです」とうれしそうに報告してくださいました。そうこうするうち、「来週はカメラ仲間と一緒に旅行に行くんです」と、話題はどんどん外の世界へと広がっていき、Kさんご自身の雰囲気も大きく変わりました。

最初にお会いしたときのKさんの印象は、庭仕事に精をだすおばちゃんといった雰囲気で、着るものにこだわっている様子は見受けられませんでした。いま、僕の治療院に通ってくださっているKさんの娘さんは、身内ならではの辛辣《しんらつ》さで「正直、以前の母と一緒に外を歩くのが嫌だった」と話していたことがありましたが、それを否定できないくらい、Kさんは変わりました。

いまでは明るい色やかわいいデザインの洋服を身につけて治療院にいらっしゃいますし、それがとてもよく似合っています。生活がアクティブになった分、マッサージ中の話題も豊富で楽しいことばかり。つい数年前まで、ひざの手術をするべきか否かでうつうつと悩んでいた方と同一人物とは思えないほどの変わりようです。


このような変化を遂げるのは、Kさんばかりではありません。

当院では、一番年齢が上の方で78歳の女性が断食に取り組まれました。その方は、ひざの痛みや高血圧で悩まれていましたが、3カ月で体重10kg、体脂肪8%ほど落ちたおかげで血圧は薬を飲まなくてもいいくらいの正常値になり、長年のひざの痛みから解放されて、再びご主人とゴルフができるようにまでなりました。

着れなかった服が着られる、入らなかった指輪が入る。歳だからと、色々諦めていたことができるようになったとよろこばれる姿を見て、改めて女性は何歳になってもオシャレしたいもんだと感じました。

前向きな体は、人生さえも前向きに変えます。

断食を経て不快な症状から解放されたこと、痩せてすっきりしたこと、考え方がシンプルになったこと、さまざまなポジティブな変化が重なり合って、みなさん、見た目も生き方も美しく変わっていきます。

グチグチとネガティブな言葉ばかり発していた方が、明るく生き生きと生まれ変わるのです。スニーカーが定番だった方が、ヒールをはいて颯爽と歩いて治療院へやってきたりもします。

東洋医学では、「望診」といってその方の顔つきや顔色を診て診断に活かしますが、断食前はまぶたが下がりぎみで「最近、飲み会続きでお疲れかな？」という覇気のない目をしていた方も、断食後は海老蔵ばりの目力を宿して治療院を訪れることは日常茶飯事。

胃が疲れているときは口角が下がりぎみで唇の色も悪く荒れていますが、断食によって胃腸がクリーンになると、口元にツヤが出て、それだけで印象は美しく様変わりします。

多くの方の変化をつぶさに見てきて、断食ほど効果が早く、その人の人生までをも変える力を持っているダイエット&体質改善法はほかにない。僕は常々、そう感じています。

食べすぎかどうか、簡単セルフチェック

さて、ここまで読んで、食べすぎが不調をまねくと頭の片隅では理解しても、「自分は食べることは好きだけど、断食を必要とするほど食べすぎていないし」と思っていませんか？

でも次の項目のうちひとつでも当てはまれば、僕の診断基準では食べすぎです。

- □ 毎食、お腹いっぱいになるまで食べている。
- □ それほど空腹を感じていなくても、時間がくれば食事をする。
- □ 毎日、夕食に炭水化物（白米、パン、麺類など）を食べている。
- □ 食間（朝食と昼食、昼食と夕食の間）にお菓子をつまむのが習慣になっている。
- □ 外食の際、ハンバーグセット（orとんかつ定食）くらいならペロリと完食できる。
- □ 食事を終えてから2時間以内に就寝することがよくある。

シニア層の方に注意していただきたいのが、加齢とともに代謝が落ちた体で、現代の栄養価の高すぎるものを食べていると、食べすぎになります。とくに戦後食べ物が少なく、栄養価も低かった時代を経験した方は、「残したらもったいない」「栄養を摂らなくちゃ」と考える傾向が見られ、それが食べすぎにつながっています。

食習慣に関する質問は、えてして自分に甘い答えがかえってきがちですが、次の客観的に判断できるチェック法で体のサインを読み取ってください。

これは僕が普段、患者さんの体を診断するときによく使っている方法です。

【食べすぎチェック① 舌】

鏡の前でベーッと舌を出して、舌についているコケ＝舌苔《ぜったい》をチェックします。東洋医学には舌の色や形を診る「舌診」があり、胃腸の状態を知るための重要な判断材料としています。

・舌のコケが少なく、全体的にピンク色をしている→胃腸は正常に働いています。

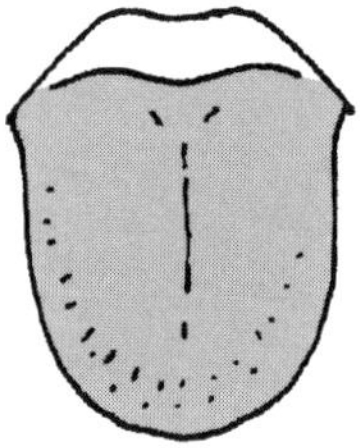

胃腸の状態は舌にあらわれる

・舌が全体的に白っぽい、白いコケに厚みがある→胃に食べ物が詰まっていたり、胃の機能が低下しています。

・舌のコケが黄色っぽい→胃の倉庫だけでは食べ物を処理できず、腸までパンパンに詰まった状態。便秘がちのときにも舌のコケは黄色っぽくなります。

【食べすぎチェック②　脚（足三里）】

脚には胃の代表的な経穴である「足三里」のツボがあります。このツボを押して強い痛みを感じる方は、食べすぎによって胃腸が弱っているサインです。

また、**脚のスネ全体が胃のツボでもあるので、食べすぎている人は、スネの外側が全体的に張っている**のも特徴です。

何万人ものスネを見てきた僕は、電車に乗ったとき、向かい側に座った女性のスネを見て、「食べすぎですよ、って教えてあげたいな……」と思うことがよくあります。それくらい胃腸の状態が顕著にあらわれる場所なので、セルフチェックもしやすいと思います。

断食後には舌の白いコケがどんどん薄くなったり、スネの外側がふにゃふにゃに柔らかくなったりするので、胃腸との深い相関関係を実感できるでしょう。

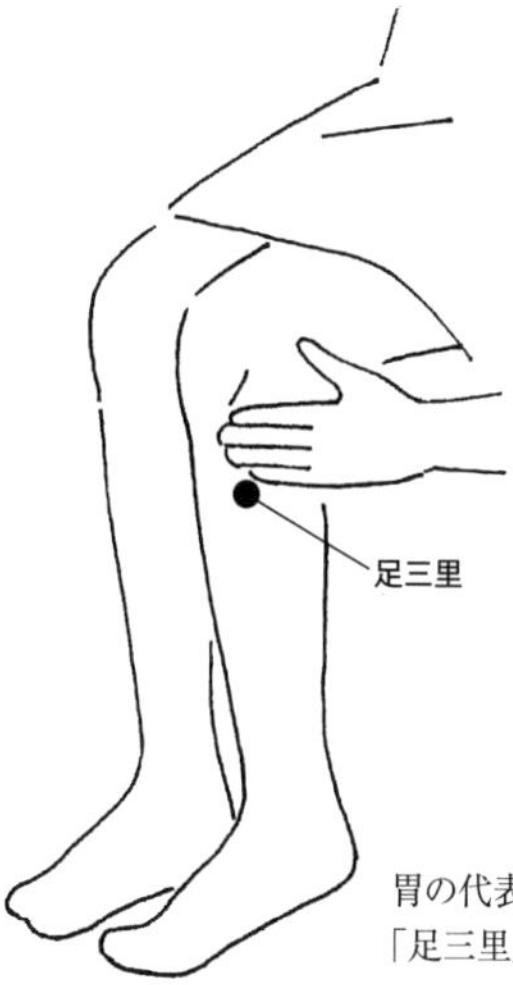

胃の代表的な経穴
「足三里」

［足三里］
ひざのお皿のくぼみから、親指をのぞいた指４本分下にあるツボ。その周辺を角度を変えながら押してみて、強く痛むことがあれば食べすぎです。

［脚のスネ］
スネの外側を押したり触ったりすると硬い、張っている感じがあると食べすぎのサインです。

消化器系の不調は万病のもと

東洋医学では五臓六腑（五臓：肝、心、脾、肺、腎／六腑：胆、小腸、胃、大腸、膀胱、三焦《さんしょう》（リンパ管））の調和を大切とし、そのうちのひとつでも働きが悪くなると全体のバランスが崩れ、不調をまねくと考えます。

さらに、東洋医学には「病は口から（食べ物から）」という考え方がありますし、西洋医学をベースとするドイツにも「1日3食のうち2食は自分のため、1食は医者のため」ということわざがあります。人は食べすぎによって、体調を崩すのです。

とくに、消化器系の不調は、全身状態に影響をもたらします。口から入った食べ物は胃で消化されますが、その働きが弱まると、胃のなかに食べ物が長くとどまることになります。外の気温に関係なく、内臓の温度は一年中37℃前後をキープしています。猛暑日である37℃の炎天下に食べ物を放置すればすぐ腐りはじめるように、いつまでも胃のなかに滞留した食べ物は腐敗して毒素を発生させます。

胃で消化したものは腸に送られ、そこで吸収した栄養は血液にのって全身をめぐり、傷ついた細胞を修復します。同時に、不要になった老廃物は回収され、体外へと排出されます。


腸の働きが弱まって吸収力が落ちれば、細胞の修復力はガタ落ち。疲れが抜けにくい、寝ても寝ても眠い、代謝が落ちて太りやすくなる、肌にツヤがないなど、さまざまな不調を引き起こします。さらに、免疫力の6割を担うといわれる腸が働かないと、風邪をひきやすくなったり、アレルギー症状に悩まされたりもしますし、幸せホルモンと呼ばれるセロトニンの分泌量が減るため、精神的な落ち込みも見られるようになります。

ダイエットから精神の健康まで、胃腸の働きが鍵を握っているのです。

食べすぎで太るメカニズム

「**胃は第一倉庫、腸は第二倉庫、脂肪は第三倉庫**」というお話を、患者さんによくします。口から入った食べ物は胃で消化されますが、消化がしっかり完了しないうちに次の食べ物を食べる、つまり食べすぎの状態が続くと、胃が食べ物の倉庫のようになってしまい、消化能力が低下します。

胃から腸は1本の管でつながっているので、胃が詰まりはじめると、腸も詰まります。本来、胃で消化された食べ物は腸に運ばれ、必要な栄養素を吸収し、不必要なものを排泄するはずが、食べ物のカスなどでパンパンに詰まった腸は働きが弱まり、倉庫と化してしまいます。

腸のなかに食べ物のカスが豊富にあると栄養素を吸収できず、かえって体は栄養不足に陥るという皮肉な現象まで起こります。

そして、第二倉庫である腸が容量オーバーになると（厳密にいえば肝臓から脂肪へと変わる流れもありますが）、第三倉庫の脂肪に余剰分を蓄えるようになり、太ります。

さらに、**胃のなかにずっと食べ物が詰まっていると、つねに胃酸が出ている状態**になります。胃酸が出ると、「食べ物を入れて」という指令が脳に届き、それが、「何か食べた〜い」という飢餓感や空腹感を起こさせます。

実際には、胃のなかにはまだ消化しきれない食べ物がいっぱいあるのに、脳からの指令にあらがうのはなかなか難しく、そのへんにあるクッキーやらおせんべいを食べてしまうと、さらに胃は食べ物であふれ、腸が詰まり、脂肪を蓄え……という負のループがまわりはじめます。

食べても食べても満たされず、ダメだと思いながらもまた食べる。身心を落ち込ませるこうした悪循環は、断食で一度リセットする必要があるのです。

誰もが実践できるシンプルな健康法

すでに、さまざまなダイエット法を試みられてきた読者のなかには、「じゃあ食べすぎが問題なら、食べる量を減らせばいいんじゃない？」、「糖質制限ダイエットじゃ駄目なの？」と思う方もいるかもしれません。治療院を訪れる患者さんのなかにも、「断食は自信がないので、徐々に食事を減らすのではダメですか？」と訊く方がかなりの割合でいます。

意地悪に聞こえるかもしれませんが、もし、それが実行できていたなら、いま、ここでダイエットの相談はしていないはずですよね？ それに、意志の力で食事量を毎食コントロールすることの難しさは、何度もダイエットに挫折してきたご自身がいちばんよく知っているはずです。

朝だから、ちょっとくらい甘いものを食べてもいいかな。ランチはパスタがいいけど、麺を食べるならやっぱりそばだよね……。ああ、おやつ食べたい！　夜はサラダかなぁ、ビールにから揚げ食べたい!!　風呂上がりのアイスもダメだよなぁ。

思い返してください。食事量を減らしたり、カロリー制限によるダイエットにチャレンジした際、頭のなかではいつも以上に食べ物のことを考え、「どういうレシピで、何を食べようか」に支配されていたはず。

朝・昼・夜、いつも何か食べていた時間がくるたびに、摂っていい食事のメニューを考える、そのストレスたるや相当なもの。ダイエットを失敗させる一因です。

その点、**断食は「食べない」だけ。**とてもシンプルです。何を食べようか考えないですむし、お金もかからないのは、とても気楽です。何を食べようか、ということと、食べる準備、食べることに時間をとられないので、1日を有意義に使えます。

慣れないうちは空腹を覚えたときに食欲との闘いがあるでしょう。それは、自然なこと。でも、空腹を乗り越えた先におだやかな時間が流れることを体感として実感できれば、その闘いすらもなくなり、空腹が心地よくなります。

食事制限よりも断食のほうが楽なのです。

断食はリバウンドしにくいダイエット

月曜断食が習慣化できれば、その他の多くのダイエットのように、簡単にリバウンドすることがありません。この方法は、蓄積型から燃焼型へ――体の体質を根本から変えるアプローチだからです。もっと平たくいえば、「でぶサイクル」から「痩せサイクル」へ――断食は、消化のために疲弊しきった体の悪循環を断ち切って、好循環のサイクルに入るきっかけになります。

イメージとしては、こうです。

●でぶサイクル

食べすぎによって消化・排出の機能（代謝）が落ちる↓体に脂肪などの不要なものを溜め込みやすくなる↓体重が増える↓体が重たくなって疲れやすくなる↓動かない↓さらに太る

●痩せサイクル

断食をする↓免疫力が上がる↓体の修復・回復能力が高まる↓代謝が上がる↓勝手に脂肪を燃焼する体になる↓痩せて太りにくくなる

痩せサイクルが循環しはじめると、食欲に振り回されることが激減し、おいしいものを適量で満足できる自分へと生まれ変わることができます。

しかも、断食で「でぶサイクル」を断ち切ることができれば、断食する以前のように、おかしな食欲に振り回されることがなくなり、食欲のコントロールが容易になります。一度定着すれば、じつは精神的にとても楽なダイエット法なのです。

断食はただ体重を落とすだけではなく、**体の根本を蓄積型から燃焼型へ、〝太りにくい体質〟**へと変えていきます。食べても太りにくい体＝リバウンドしようにもできない体です。体質から変化すると、結果、痩せるだけでなく、体のさまざまな不調も解決していけます。

次章からは、具体的な月曜断食の実践方法を紹介していきます。基本の月曜断食メニューは、1カ月で5kgの減量を目標として設定していますが、それまでの生活習慣や体質、スタート時の体重・体脂肪率、どの程度プログラムに沿った生活を送れたかによっても結果は前後します。

ただ、一ついえることは、月曜断食を実践した方で、体重がまったく減らなかったという方はいません。むしろ、何をしても、何年間も減ることのなかった体重がスルスルと減りはじめたという声を耳にすることが多いのです。

いまはまだ半信半疑でけっこうですから、どうか騙されたと思って、ぜひ次の月曜日から挑戦してみましょう。

第2章

誰でも簡単に実践！月曜断食

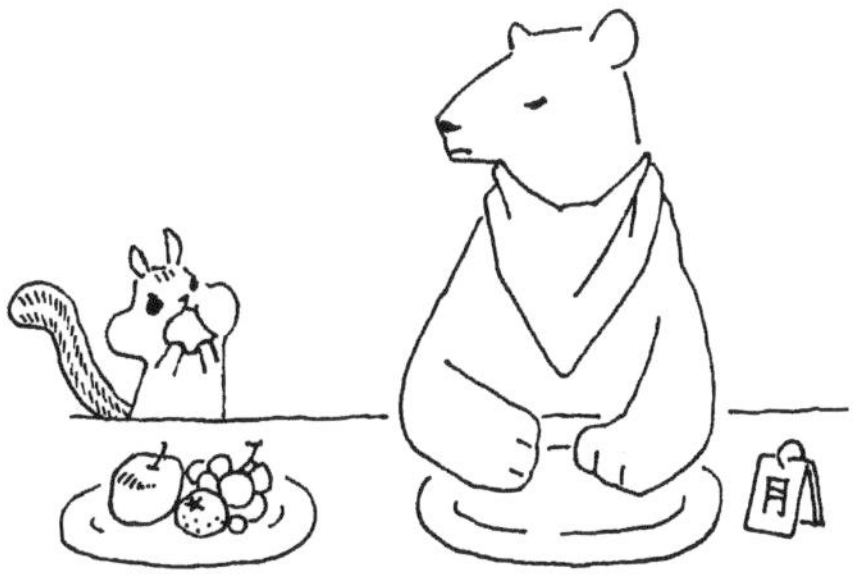

はじめる前に、体脂肪率をチェック

ダイエット＝体重を落とすこと、というイメージは根強いですが、体を根本から変えていくために落とすべきは、**体重よりも体脂肪**です。とはいえ、体重を落とさなければ体脂肪は減っていかないので、体重をはかることも必要ですし、同時に、体脂肪率の変化も追って、体のなかが確実に変わっていっているかを確認する必要があります。

治療院では最初のカウンセリング時に、必ず体重と体脂肪率をはかります。ダイエットがうまくいっているかどうかの指標になりますので、これから月曜断食をはじめるみなさんも、最初に体重と体脂肪率をはかるようにしましょう。

いまは、安価でも体脂肪率をはかれる体重計や体組成計がありますので、できればこの機会に手に入れてください。そして、月曜断食をはじめたら、毎日、体重と体脂

理想の体脂肪率

	20代	30代	40代	50代〜
女性	22%	23%	24%	25%
男性	16%	17%	18%	19%

肪率をチェックします。数字に振り回されて神経質になる必要はありませんが、管理することは大切です。

一般的に、女性（15歳以上）では、体脂肪率20〜29%を標準とし、30%以上が軽度肥満、35%以上を中等度肥満、40%以上を重度肥満と位置づけています。

男性では、体脂肪率10〜19%を標準、20%以上を軽度肥満、25%以上を中等度肥満、30%以上を重度肥満としています。

僕の治療院の基準では、体脂肪率26〜29%なら黄色信号、30%以上は赤信号、40%以上は病気が身近に迫っている警告ラインです。理想の体脂肪率は上記の通りです。

月曜断食をはじめるみなさんは、女性なら体脂肪率25%以下、男性は19%以下を目指します。ここを第一段階として、40代以下の方は年代別に挙げた体脂肪率を目指します。50～60代の女性は少なくとも30％以下になるよう、努力するといいでしょう。

正直、ダイエット目的で治療院を訪れる方々で、最初から25％・19％を下回る人はほぼいません。脂肪は、食べすぎたものが蓄積されたもの。その現実から目をそらさないようにしましょう。

まずは1カ月間トライしよう

本書で紹介する月曜断食では、個人の方が無理なく続けられるよう、治療院で行うよりもメニューの制限を緩やかにし、ベーシック編として期間は4週間、減量目標は5kgに設定しました。

まずは1カ月間トライして、体の変化を感じてください。

「不食・良食・美食」のサイクルが、あなたの健康をサポートしてくれます。

前述したように、月曜断食を週1回、1カ月間続ければ、治療院での3日間断食+4週間の回復食メニューの実践と、同等の効果があります。

最近の研究では、3~5日以上の断食を年に2回ほどすると太りにくい体質のスイッチが入るともいわれており、2カ月間を取り組みの目安にしています。

成功の鍵を握る1週目

これまで月曜断食に取り組まれた方の多くの共通意見として、「とにかく1週目がツライ、きつかった」というものがあります。ツラさの種類は人それぞれですが、空腹感が耐えがたかった、頭痛がした、ふらついた、強い眠気に襲われた、というのが主な症状として挙げられました。

まず、「断食ってきついんだろうな」という思い込みが、初回の断食をよりツラくさせてしまいます。はじめて通る道は知らない景色が広がり、少々の不安を抱えながら歩く道のりは遠く感じます。しかし、2回目に歩いてみると「あれ？　こんなに近かったっけ？」と拍子抜けすることがありますよね。断食は、あの感覚に似ているかもしれません。

初回の断食日は、空腹に対して払拭しきれないネガティブなイメージ、食べ物への執着心、いろいろな思いがあって、食べられないことばかりに意識が向いてしまいがち。だから、実際に体が感じている以上に、心がツラく感じてしまう面があると思います。

また、いままで普通に食べていた量が多ければ多いほど、胃腸に大きなギャップが生まれ、それが、頭痛、倦怠感、眠気、ふらつきといった症状として現れる場合もあります。これは、体内に蓄えた食べ物が枯渇してくる3週目あたりで感じる人もいますが、初回でも3回目でも、その症状が長く続くものではありませんので安心してください。

多くの方は、「2週目、3週目あたりから食べる量も自然とコントロールできるようになり、食べすぎると体が重い、空腹のほうが気持ちいい」という感覚を得られるようになってきています。

1週目のツラさは体も心も慣れていないときに起こる当然の感覚。そう受け流して、空腹が快適と感じるまで、このプログラムを続けてください。空腹の心地よさを知ることが、断食の醍醐味なのですから。

1週目は「壊して、治す」時期

断食中に、頭痛、ふらつき、便秘、下痢、胃痛などの症状が現れることがありますが、１週目に限らず、月曜断食プログラムを実践中は市販薬に頼らずに過ごします（もともと処方されていた持病のお薬がある場合は、担当医と相談してください）。

というのも、東洋医学には「壊して、治す」という考え方が根底にあり、断食中に体に現れる**一見ネガティブに思える症状も、壊して治していく過程の一環**であると考えます。

鍼治療も基本の考え方は同じで、流れの悪い凝り固まった箇所を一度鍼で刺して細胞を壊し、修復する過程で症状を治していきます。

対する、西洋医学の考えから生まれた薬は、「閉じ込めて、治す」という発想に基づいています。薬を避けてほしいのは、断食によって一度壊され、毒素を出しきろうとする体の作用を、投薬によって閉じ込めてしまうことになるからです。

断食の翌日に何度もトイレに行くほどお通じがあったりお腹を下してしまう方、吹き出物など肌荒れがひどくなる方もいますが、これも同じで、体が出そうとしているものを無理に止めてしまわないよう、市販の整腸剤の服用や肌荒れ対策の塗り薬の塗布も控えます。

お腹がゆるくなるのは、断食によって腸が本来の働きを取り戻しつつある証拠。眠気が襲ってくるのは、断食によって副交感神経が優位になり、体がリラックスしている証拠。頭痛が起きるのは悪い症状が拡散されて治っていく過程。

そんなふうに、体に起きる変化をポジティブに捉えられると、気持ちを楽にして取り組めると思います。

また、断食をした日に口のなかのネバつきや口臭が気になるという人がいます。これは、胃酸が出すぎているときに見られる症状なので、白湯など温かいものを飲んで胃酸を洗い流してあげると、口のなかの不快感が緩和されるでしょう。

月曜断食1週間メニュー

金曜日（良食）	土曜日（美食）	日曜日（美食）
旬の果物とヨーグルト	好きなもの	好きなもの
おかずのみ	好きなもの	好きなもの
野菜スープ／サラダ／蒸し野菜などの野菜料理 アルコールOK	好きなもの アルコールOK	好きなもの アルコールOK

朝にフレッシュジュースやグリーンスムージーを飲む朝だけプチ断食、酵素ドリンクを飲みながら行うファスティング。世の中にはさまざまな断食の方法がありますが、それらと月曜断食が決定的に違うのは、1週間を「不食・良食・美食」のサイクルで過ごすことにより、食べる楽しみを失うことなく、最小限のストレスで、食べ方のコツ、コントロール術が難なく身につくことです。

・不食　月曜日は食べ物を断ち、基本は水だけ

月曜断食ベーシックメニュー

	月曜日（不食）	火曜日（良食）	水曜日（良食）	木曜日（良食）
朝	断食	旬の果物と ヨーグルト	旬の果物と ヨーグルト	旬の果物と ヨーグルト
昼	断食	おかずのみ	おかずのみ	おかずのみ
夜	断食	野菜スープ／サラダ／蒸し野菜などの野菜料理 アルコールOK	野菜スープ／サラダ／蒸し野菜などの野菜料理 アルコールOK	野菜スープ／サラダ／蒸し野菜などの野菜料理 アルコールOK

を飲んで過ごす。

・良食　火～金曜日は体に必要な栄養素を選んで食べる。体がよろこぶ食事を摂る。

・美食　土日は好きなものを食べ、食べる楽しみを満喫し、心を満たす。

良食・美食期間に共通するのは、1食の分量は（咀嚼《そしゃく》したときの量で）こぶし2つ分まで。メニュー表を見て、「え、これだけしか食べられないの？」と思うかもしれません。でも、騙されたと思ってまずは実践していただくと、この「不食・良食・美食」のサイクルこそが成功の秘訣だということを実感していただけるでしょう。

月曜断食メニュー解説

月曜日（不食）

朝・昼・夜ともに食事を断ち、水だけを飲んで過ごします。

水分摂取の目安は1・5～2ℓ。

ふらつきや激しい頭痛があるとき、どうしても空腹に耐えられそうにないときは、スポーツドリンクを2口ほど噛むように飲みます。

火曜日～金曜日（良食）

1日のなかで空腹の時間を長くとれるように考えられたメニュー構成で、体にとって必要な栄養素を厳選し、食と体の快適で良好な関係を見直す4日間。食事内容だけでなく、こぶし2つ分までという量もきちんと守ります。

［朝］旬の果物とヨーグルト

朝は空腹の状態で目覚め、寝ている間によく働いてくれた胃腸がよろこぶ栄養素を送り込みます。

旬の果物でビタミン類と酵素を、ヨーグルトからは乳酸菌を摂ります。果物の消化にかかる時間は40分ほどで、体への負荷が少ないことから、朝摂るのに適した食べ物といえます。

果物の適量は、2分の1個が目安です。バナナやマンゴーなど甘みの強い果物よりは、キウイ、りんご、グレープフルーツなどの柑橘系がおすすめですが、毎日バナナなど偏りがない限り、そこまでシビアにならなくても大丈夫。

フルーツの量に迷ったときは、食後のデザート程度の量、あるいは、カップ1杯のヨーグルトに見合う量（食いしん坊と思われない、上品な量）をイメージします。

ヨーグルトは無糖を選びます。量の目安は、小分けになったヨーグルト1個、コーヒーカップ1杯程度。

甘味がないとヨーグルトを食べにくいという方は、質のいいはちみつや低ＧＩ値のアガベシロップなどを少量かけるといいでしょう。

時間のない朝はヨーグルトドリンクで代用してもいいですが、低糖タイプを選ぶ心がけは必要です。

毎日、ヨーグルトばかりでは飽きる、ヨーグルトが苦手、乳製品アレルギーの方は、朝食をスムージーにしてもかまいません。ドリンクにするとどうしても甘みが欲しくなり、果物の量を増やしてしまいがちになる点だけ気をつけましょう。

もし、ヨーグルトとフルーツだけでは食べ足りず、今日はどうしても朝食メニューを何か増やしたいと思ったときは、タンパク質や炭水化物を足すのではなく、漬物、キムチ、納豆などの発酵食品にすると、体がよろこぶ菌を取り入れることもできるのでおすすめです。

また、温かいものを摂ると空腹が満たされるので、野菜スープやおみそ汁をプラスしてもいいでしょう。どちらの場合でも、トータルでこぶし2つ分の量を超えないようにします。

［昼］おかずのみ

胃に長く滞在する炭水化物（主食）を抜き、おかずだけを食べます。揚げ物の衣には炭水化物である小麦粉が使われていますので、摂りすぎには注意します。

外食になる方は、定食屋、ファミリーレストラン、ブッフェ、焼肉屋、ステーキ屋など、ごはんなしでも注文できるお店をリストアップしておくと安心です。

昼食はお弁当やコンビニがメインという方は、鶏の照り焼きとほうれん草の胡麻和えといったように、主菜、副菜をバランスよく摂れるように考えてみましょう。おすすめのレシピは、巻末（198頁）を参照してみてください。

［夜］野菜スープ、または、サラダなどの野菜料理

消化が早く、胃に負担をかけない野菜料理を食べます。

野菜スープ、サラダ、お浸し、蒸し野菜、ラタトゥイユなど調味料をあまり使わない煮込み料理など、案外、食べられるものは豊富です。

野菜料理はできるだけオイルを使わない工夫をします。夜ごはんに炒め物、素揚げ、衣をつけた天ぷらは避けます。

野菜スープは、和風でも洋風でも自分でおだしをとったスープが理想です。具材は大根以外の根菜（にんじん、れんこんなど）とイモと名のつく野菜（じゃがいも、里芋、さつまいもなど）は糖度が高いので避けます（巻末レシピ参照）。

スープづくりに顆粒だしの素やコンソメ、鶏がらスープの素を使用する場合は、添加物や化学調味料を使っていない、質のいいものを選ぶようにしてください。迷ったときの基準は、それを食べたときに体がよろこぶかどうか、です。

もし、自宅でスープをつくる余裕がない場合には、市販品に頼る日があってもかまいません。冬場であればコンビニのおでんというのもいいでしょう。夜におすすめできる具は大根くらいですが、大きめなら1個、普通サイズなら2個程度の大根を食べ、おでんのつゆをいただけば、お腹も心も満たされます。

夕食は、就寝の2時間前までに終えることを目標にしましょう。

アルコールは飲まないでいられればそれがベストですが、どうしてもという方は〝飲む炭水化物〟であるビールと日本酒は避け、蒸留酒を適量ならばＯＫです。

土曜日・日曜日（美食）

朝・昼・夜ともに炭水化物をふくめ好きなものをこぶし２つ分の量まで食べてＯＫですが、ダイエットの効果をより早く出したい方、断食日をより楽に過ごしたい方は、日曜夜の食事は軽めを心がけましょう。

月曜断食5つのルール

［ルール1］食べる量の目安は、こぶし2つ分まで

胃の大きさはこぶし1～2つ分ですが、胃は筋肉でできているため、食べた分だけ大きくなっていきます。食べる量に注意を向けることで、これまでの食生活で肥大した胃をもとに戻し、適正な食事量で満足できる体に戻していきます。

繰り返しますが、1回の食事量は、咀嚼したときにこぶし2つ分までです。これは、火曜日～日曜日まで統一のルール。

ファミリーレストランのハンバーグセットをごはんまで残さず食べたら3～4個分、普通のラーメン1杯でスープを残して3個分、具の量が多ければ3・5個分くらいのイメージですが、手の大きさもまちまちなら、料理のボリュームもまちまち。厳密さを求めるよりも、食事のときに「咀嚼したときにこぶし1～2つ分でおさまる量」を意識することを大事にしましょう。

［ルール２］水は1日1・5〜2ℓ飲む

月曜断食を実践している月曜日は、基本的にお水しか口にしません。飲む量は、1日1・5〜2ℓ。体に必要な水分量は基礎代謝量に比例します。女性より男性のほうが基礎代謝は高くなり、多い人では1日に2〜3ℓの水分を排出すると言われていますので、大柄な男性であれば2ℓ＋αのお水を飲んでもかまいません。

断食中にコーヒー、紅茶、緑茶などカフェインを含む飲み物を摂ると、胃の粘膜を刺激して胃酸が生じやすくなり、かえって空腹感を覚えやすくなってしまいます。場合によっては、胃酸が出すぎて気持ち悪くなることもあるので、月曜断食の当日は水だけを飲んで過ごします。

火曜日から日曜日も、メインの飲み物は水です。炭酸水は胃にガスが溜まり、断食で小さくなろうとしている胃のじゃまをするのでNGです。

コーヒーや紅茶は1日に何杯も飲むのではなく、質にこだわって、午後のお茶タイムに1杯。そんな付き合い方を身につけていきましょう。

水の種類は、**硬水よりも軟水。**日本で採取された水が日本人にはいちばん合っています。1日1・5～2ℓという量を、キンキンに冷えた水で摂ると内臓を冷やして胃の活動を低下させるので、季節に関係なく**常温で飲むのがおすすめ**です。

また、むくみやすい体質の方は冷えがセットであるケースが多いので、必ず冷たい水は避け、常温または白湯《さゆ》を飲むようにします。患者さんのなかにも、水を白湯に変えただけでむくみが軽減した例がありました。

白湯の温度は、あいまいな表現になりますが、体がよろこぶ塩梅がいいと思います。飲んでホッとする、自分にとっての快適な温度で飲むのがいちばんです。

白湯にこだわる方は、鉄製のやかんで一度沸騰させてから冷ます……などのステップを踏むようですが、温めるのはやかんでも電子レンジでも、ウォーターサーバーのお湯を水で割るのでもかまいません。こだわりが少ないほど習慣にしやすいはずです。

冬は日中も白湯を飲むのがおすすめですが、反対に暑い夏は、冷えた飲み物がほしくなりますよね。そんなときは、**水を口に含んで3秒待ってから飲み込みます。**

冷たい感触がほしいのは、のどまで。のどもとをすぎたら、冷たさよりも体温に近い温度のほうが体はよろこびます。3秒待つのは、その折衷案。ぜひ、お試しを！

［ルール3］今日中に寝る

人は寝ている間に体の修復・回復をし、睡眠中に痩せます。どんなにいい食生活を習慣にしても、睡眠をおろそかにしていては痩せません。

理想は、成長ホルモンが活性化し、胃腸の働きも活発になる夜10時に眠ることなのですが、僕も含め、帰宅時間が夜9時をすぎる人は多いと思います。できれば11時、遅くとも12時までに眠るためには、おもしろそうな深夜番組は録画して朝に観る、夜10時以降は〝スマホ・PC断食〟をするなど生活スタイルの見直しが必要です。

また、美容のために長めの半身浴をしたりマッサージやストレッチに時間を費やす方も多いと思いますが、はっきりいって、その分の時間を睡眠に当てたほうが、早く、確実にきれいになれます。

さらに付け加えると、体の修復・回復に十分なエネルギーを注ぐためには、空腹で眠ることが大切です。夕食の野菜メニューは、寝る2時間前までにすませるとより効率よく痩せることができます（でも、消化する時間を待って眠る時間が遅くなるくらいなら、早めに寝ることを優先させてください）。

［ルール4］食べすぎた日の翌日は、夜断食で調整する

普通に生活していれば、暴飲暴食とまではいかないまでも、つい食べすぎたり飲みすぎたりしてしまう日があって当たり前。それをいちいち悔やむ必要はありません。一度の食べすぎで、いままでの努力がゼロになるわけでもありません。

もし食べすぎたら、早い段階でそれを〝なかったこと〟にしてしまいましょう。具体的には、翌日の朝と昼はこれまで通りのメニューを続け、夕食を抜いて夜断食をします。「今日の夜の分は、すでに昨日食べている」「夜ごはんをナシにするだけで、昨日の暴飲暴食がチャラになる」。その考え方が身につくと食べ方の調整が上手になり、月曜断食を軌道に乗せていくことができます。

そもそもダイエットは理想通りにいかないもの。最初から100％を目指すから苦しくなってしまうのです。自分の中にある完璧主義は脇に置いて、何度でもトライ＆

エラーを繰り返していい。失敗は取り返せる。食べすぎたときは、そんな言葉で自分を励ましながら、月曜断食を続けましょう。

［ルール5］自己流解釈はしない

ダイエットのファーストチョイスに断食を選ぶ人はあまりいません。これまで、いくつものダイエットに挑戦し、一時的に痩せてはリバウンドを繰り返し、どんどん痩せにくくなっていく。その過程でさまざまなダイエット法を調べるうちに、断食への興味がわいてくるというパターンが一般的かと思います。

断食にトライする方は、悩んだ時間が長い分だけ本気ともいえますが、他のダイエット法によって得た玉石混交の知識に振り回され、これ！　と決めたダイエットも途中で自己流にアレンジして完遂を難しくしたり、自分に都合のいいルールに書き換えてしまう傾向が見受けられます。これが、クセモノです。

月曜断食がうまく進まないとき、こんなときはどうしたら？　という疑問に対する答えは、この本のなかに詰め込みました。困ったときは自己流の解釈をせず、本書を手に取って何度でも読み返してください。結果的に、それが成功につながります。

断食の前日の過ごし方

断食がうまくいくかどうか不安、少しでも楽に月曜日を過ごしたいという方にお伝えできるアドバイスは2つあります。

1つは前日の**夜の食事を軽めにすること**、もう1つは寝不足にならないよう、**日付が変わる前に眠ること**です。どちらも簡単なことなのに、効果はバツグンです。

月曜断食を「不食・良食・美食」のサイクルとしたのは、週末に好きなものを食べることでストレスを溜め込まず、不食を生活のなかにスムーズに取り入れられるようにするためです。いわば、不食ありきの美食。週末は好きに食べられるからと暴飲暴食に走るのではなく、日曜日の夜は翌日のことを考えた食事内容にしてみましょう。

前日の夜の食べすぎが、翌日の食欲を刺激する最大の要因なので、土曜日から日曜日の昼までは美食を堪能し、日曜日の夜は消化に時間のかかる炭水化物を摂らないようにするだけでも、月曜日の断食が楽になります。

もしくは、12時に寝るとすれば、夕食の時間を早めて消化の時間をしっかり確保するのもいいでしょう。遅くとも、夜7時までには食べ終えているのが理想です。

また、断食をする月曜日を楽に過ごすためには、きちんと眠ることが大事です。睡眠をしっかりとるだけで自律神経のバランスがリセットされ、精神的に安定した状態で断食に臨めます。

寝不足で自律神経のバランスが悪い状態だと、食欲のスイッチも乱れ気味になり、余計な食欲に振り回されたり、イライラが募るなど、いいことはありません。

日曜日の夜は、早めに食べ終えて、早く眠る。これで断食中の空腹感やイライラを手放すことができます。

空腹に耐えられないときは

断食に不慣れなうちは、前日に睡眠を十分にとっても、日中の空腹がすごく気になるという方もいると思います。とくに仕事で脳に高い負荷のかかるデスクワークや、外を活発に歩き回る職種だと、どうやり過ごしたらいいか、戸惑うかもしれません。

でも、強い空腹感や抑えきれない食欲は一時的なもの。その数分をやり過ごせば、その後はあまり気にならなくなり、平穏な時間が訪れます。

空腹を覚えたからとすぐに食べ物に手を伸ばしていては、いままでと同じ。これからは食べ物に手を伸ばすかわりに、食欲を抑え、気持ちを鎮める**「労宮」というツボを押しましょう。**

ストレスが溜まっているときは、押すと痛く感じるでしょう。慢性疲労にも効き、自律神経を整える作用もあります。

ツボをいくら押しても、一向に空腹感が去っていかない。それによって、イライラもしてきてしまった。そんなときは、スポーツドリンクを2口程度、大切に味わって飲みます。低血糖の症状が緩和され、精神的にも肉体的にも少し落ち着くことができるはずです。

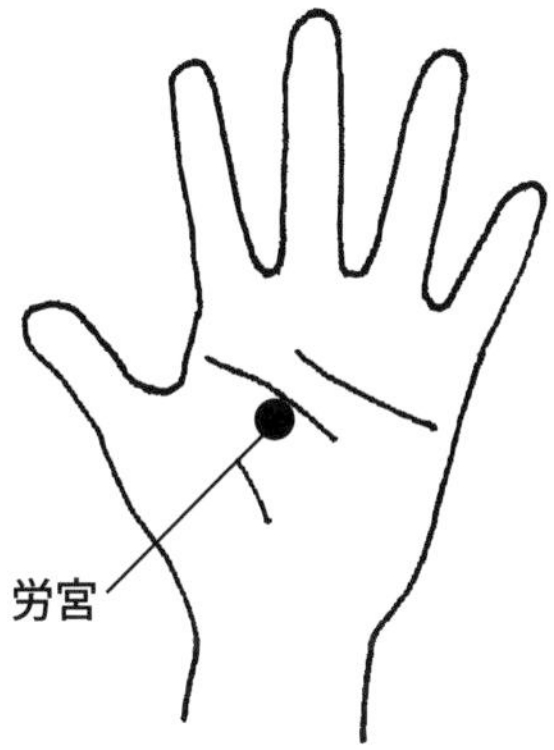

食欲を抑えるツボ「労宮」

効能：食欲を抑える、イライラを鎮める

どんなときに押す？：空腹をまぎらわしたいとき、空腹でイライラするとき

ツボの場所：手をグーにしたときに、中指の先が当たるところ。深呼吸の吐く息と同時にツボを押します。左右15～30回ずつ、ゆっくりと心を落ち着けながらツボを押しましょう。

火曜の朝、回復食について

断食においては、断食後に食べる食事を回復食と呼び、ここで摂る食事をとても大切にします。それは、断食によって休めた胃腸は、断食明けの火曜の朝、わかりやすくいうと、寝起きの寝ぼけた状態だからです。

寝ぼけた胃に大量の食べ物や消化に時間のかかるものを送り込んでしまうと、断食によって上げていきたい胃の処理能力が、逆に下がることになります。つまり、月曜日に断食をした成果が水の泡。

そうならないためにも、火曜日の朝は必ず、71頁で紹介したヨーグルト＋旬の果物の朝食（または、スムージーや発酵食品）を守るようにしてください。

また、休ませた胃腸はとても吸収がよくなっています。ここで、糖質の高いものや油っこいものをたっぷり摂ってしまうと、断食によって落としたい脂肪をかえって増やすことになりかねません。果物の果糖は摂りすぎると中性脂肪に変わる性質がありますので、目安の2分の1個を超えて食べすぎないようにする心がけも大切です。

断食にトライする前は、断食の翌日は飢餓感からバカ食いをしてしまうのではと不安に思うかもしれませんが、案外そんなことはなく、「空っぽになった胃に、急に食べ物を送り込む気にはならなかった」という感想を持つ方がほとんどです。

なかには、回復食の重要性をあまり理解しないで、低GI値や低糖質だからいいかと自己判断し、玄米やブランを使用したパンなどを食べていた方もいましたが、これらも炭水化物であることには変わりがなく、消化に時間がかかり、その分、胃腸にも負担をかけます。断食明けの食事は、消化時間が短く、空腹の状態を長くキープできるものを選ぶというのもポイントです。

実際、玄米やブランパンを食べていた方にその習慣をやめていただいたら、なかなか動かなかった体重が落ちはじめました。回復食は体重の落ち方を左右する重要な要素でもあることを忘れないでください。

間食について

月曜断食をはじめると、甘い食べ物への欲求がおもしろいほど消失します。

ある患者さんは、「これまでは、徹夜作業のお供は大量のお菓子でした。でも、断食を開始してからはじめて徹夜作業になったとき、目の前にお菓子が並んでいても目もくれず、隣にあるお茶を淹れて席に戻っている自分に気づいてびっくりしました。以前は、食べたい食べたくないに関係なく、そこにお菓子があれば1、2個手に取っていたのに。人は断食で変われるんだと、心から思った瞬間でした」と僕に話してくれました。

この方のエピソードのように、月曜断食をはじめると自然に火曜〜日曜の間食は減ります。

ただし、女性の場合、月経サイクルなどホルモンバランスの関係で、どうしようもなく甘い食べ物を欲する人も少なからずいます。そういうときはどうするか。僕からの提案は、**朝、食べること**です（といっても、断食明けの火曜の朝だけはＮＧです）。

僕自身、ショーケースに並んだケーキに惹かれ、目からの欲求に負けてケーキを買って帰ることがあります。そういうときはひと晩寝かせて、朝食べるようにしています。

朝は血糖値が１日のうちでいちばん下がっている時間帯で、脳も活性化していません。この時間に食べたものはその日の活動エネルギーとなり、糖分がすぐに脳のエネルギーとして使われるので、余分なエネルギーが生じにくく、脂肪として溜め込まれる心配が少ないからです。

もし、朝ではない時間帯に甘いものが食べたくなったら、一般的には６～７時、10～11時、16～17時の、１日のなかで血糖値の下がるタイミングに合わせ、旬のフルーツを少量食べましょう。案外、それで満足できるものです。

フルーツは、食べたときに甘さを感じるものは糖度が高いので、キウイやブルーベリー、カットの手間がないプチトマトを食べるのもいいでしょう。

断食中のアルコールについて

毎日、帰宅後の1杯を楽しみに仕事をがんばっている人もいらっしゃると思います。月曜日に断食をして、平日の食事内容を変え、さらにお酒まで断つとなったら、そのストレスは相当なものですよね。

月曜断食では、良食・美食期間中のお酒はOKです！　ただし、ルールはあります。

お酒のルール

・原料に米や麦を使う**日本酒とビールは〝飲む炭水化物〟**。しかも、日本酒やビールと一緒に食べたものは体に吸収されやすくなってしまうので、ここぞというハレの日のために取っておきましょう。

・おすすめは、焼酎、ウォッカ、ジンなどの蒸留酒、ワイン。

・火曜日から金曜日は缶チューハイなら1缶、ワインならグラス1～2杯程度にとどめます。とくにワインは飲みすぎになるパターンが多いので気を引き締めて。甘口のワインには糖質が多く含まれるので、辛口を選びましょう。

・ウォッカやジン、焼酎を何かで割るときは、ひと手間を惜しまない！　ジュースで割るよりも、レモンやグレープフルーツを搾る。どうしてもジュースでというなら、添加物や糖類の少ない良質なものを探すひと手間を加えましょう。

・お酒を飲んだ日の翌日は水はけが悪くなりがちです。そんなときこそ水をしっかり飲んで体の代謝を上げることが大切です。

お酒に関しては、1日の量をこの1杯（1缶）と決め、それを守れるならばあまりうるさいことはいいません。ですが、「毎晩、お酒を飲まないとオンとオフが切り替えられない」というのは、単なる思い込み。確かに、アルコールには仕事で張り詰めた神経をほぐす効用がありますが、いつしか飲むことが習慣化し、飲めばリラックスできるという錯覚に陥ってしまってはいないでしょうか。

習慣は、いつでも変えられます。自分を変えるきっかけのひとつとして、良食・美食期間にも、休肝日をつくってみてはいかがでしょうか。

断食中の運動について

ダイエットをすると決めると、スポーツジムに入会したり、ウエアを買いそろえてランニングを開始したり、自らハードルを高くしてしまう方がけっこういます。でも、高すぎるハードルは挫折のもと。治療院では、わざわざウエアに着替えてどこかに運動しに行ったりするのではなく、日常生活の一部からスタートできる運動が理想だとお話ししています。

具体的には、キッチンに立っているときにスクワットを10回する、ドライヤーで髪の毛を乾かしている間にかかとの上げ下げをする、自分の部屋やオフィスのある階まで1日1回は階段を上る、駅まで自転車で行っていたのを徒歩に変える、その程度で十分です。

もちろん、すでに定期的に何か運動を行っていて、体を動かすことが習慣になっている方でしたら、これまで通り続けることは問題ありません。でも、ダイエットのために新たに運動をしなくちゃと考えるなら、やめておきましょう。長い目で見れば運動も大事ですが、いまは無理をするときではありません。

実際、断食中に運動をした場合としていない場合を比較しても、結果に差はありません。とくに体を動かすと空腹を覚え、よけいに食べたくなるというタイプの方は、運動は控えましょう。

夜10時に仕事が終わり、スポーツジムに寄って体を動かして12時すぎに帰宅して眠るくらいなら、まっすぐ家に帰って12時前に眠ったほうが、いい結果が出ます。月曜断食ではあまりストイックにならず、自分を甘やかしてさっさと寝ることをおすすめしています。

断食とお通じについて

「断食をすると腸内環境がよくなるはずなのに、便通が悪くなった」という方がときどきいらっしゃいます。お話を伺ってみると、「断食をする前は、毎日ちゃんと便通があった」とおっしゃるのですが、大切なのは毎日お通じがあるかどうかではなく、腸がしっかりと働いた結果のお通じだったかどうか、です。

口から胃、小腸、大腸、肛門までは1本の管のようにつながっています。口から休むひまなく食べ物を取り入れていれば、次に入ってきた食べ物に押し出される形で便がどっさり出ます。ところが、断食によって食べ物を送り込むのをやめると、便通が一時的になくなります。

理想的な腸の働きは、**腸の蠕動《ぜんどう》運動によって自然なお通じがあること**です。断食中で食べ物をシャットアウトした状態でも、「うさぎのようなコロコロうんちが出ました」という方がいます。これこそが、腸が動いている何よりの証拠！

その方は、「コロコロうんちしか出なくて……」というトーンで話されていたので、僕はすかさず、「それ、いいうんちですよ！」とお話ししました。このうさぎのうんちこそが、宿便です。

食べ物で便を押し出していた方はとくに、どっさり感を追い求めてしまいがちですが、自然にするりと排便されることのほうが大切です。

断食中とその翌日は腸の働きもいったんオフになるので、便秘ぎみになることに対して神経質になる必要はありません。断食をすると善玉菌が増えて腸内環境がよくなるので、その後はするするとした便が出るように変わっていきます。

断食中の体の変化について

断食をしたら体がすっきりするはずなのに、なんだかだるい、ふらつく。時折、そのような症状に悩まされる方がいます。でも、それも体の自然な反応なので、心配はいりません。

こういった症状が出やすいのは、胃腸のなかに溜め込んでいた食べ物が枯渇するころです。1回目の月曜断食では、それまでに食べたものがいっぱい詰まっているので、あまり不調は感じないはずです。

ところが、火曜から金曜の良食メニューを実践するうちに胃を空にする時間帯が増え、徐々に全身に溜め込んでいた残留物もなくなっていきます。すると、逆に2回目、3回目の月曜断食でだるさやふらつきを覚える人もいて、少し心配になるかもしれません。

しかし、これは一過性のもの。月曜日の断食が習慣になるころには症状も改善されるのでご安心ください。

だるさやふらつきの原因は、血糖値とも関係しています。そのため、月曜断食のプログラムをスタートする前に**血糖値を乱高下させるような食習慣だった人は、よりふらつきが起こりやすい傾向にある**ようです。

時間を決めず、1日の中で何度も甘い飲み物やお菓子を口にしていたり、ランチでは炭水化物メインの食事で、つねに昼食後の眠気と戦っていたり、あるいは、夜遅くに糖質の高いごはんやスイーツを食べたり、早食いの傾向が強かったり……。

これまであまりダイエットを意識してこなかった方、とくに男性にはこのような食習慣が当たり前になっている方もいて、この状態から断食をスタートさせると食べ物が入ってこないために血糖値が上がらず、いままでの乱高下の幅の大きさとのギャップから、強いふらつきを覚えることがあります。

前述したように、人間の体は1日のうち、6〜7時、10〜11時、16〜17時の3回、血糖値が下がるタイミングがあります。断食をはじめたばかりのころは体内で糖を生み出すシステムがうまく働かず、下がった血糖値を自力で上げることができません。それによって、だるさ、ふらつき、人によっては頭痛、眠気などの症状が現れます。状況が許せば、少し横になり目をつぶって体を休めるか、できればさっさと寝てしまうことがいちばんの解決策です。

とはいっても、仕事中で横になることができない方も多いでしょうから、そんなときは、少しの糖を体に入れてあげましょう。治療院では、スポーツドリンクを２口ほど口に入れて噛むようにして飲むことをおすすめしています。

また、スポーツドリンクを飲んでも一向にふらつきが解消されない場合は、冷えが強いケースが考えられます。

白湯、おだし、お吸い物など、断食中の胃にも優しい温かい飲み物をゆっくり飲むことでふらつきが軽減されることがあるので、試してみてください。もし、即席のおみそ汁などを飲む場合は、お湯の量はそのままでみそを半量にして、空腹の胃を労《いた》わるような薄味を心がけましょう。

それでもまだふらつきがおさまらないときは、最終手段として、砂糖を使っていない良質なドライフルーツを少量食べるか、ティースプーン3分の1～2分の1程度のはちみつをなめて、質のいい糖質を体のなかに入れてあげてください。

コラム 断食をやってはいけない人

週1日だけの断食は多くの人にとって安全な方法ではありますが、やはり、断食を行わないほうがいい方もいます。

まず、現在、病気と診断されていて、通院中、投薬中の方は必ず事前に医師と相談してください。自己判断で薬を飲むのを中止したり、食事内容を変えることは決してしないでください。

妊娠中、授乳中の方は、いまは赤ちゃんのためにも栄養をしっかり摂りたい時期。断食はやめておきましょう。

トライするなら、授乳が終わり、かつ、生理が再開していることが目安です。生理が再開していればホルモンバランスも元の状態に戻りつつあるサインですから、断食を開始しても問題ありません。

最後に、患者さんからもよく「うちの娘が太っているので断食をさせたいのですが……」と相談されますが、成長期にある子どもの断食はやめておきましょう。成長期に横に大きいことを気にするなら、少しでも早く寝て、縦に伸びるように生活スタイルを変えていくほうが健全です。

東洋医学では25歳までを成長期と考えますが、少なくとも、10代のうちは断食はおすすめしません。

逆に「何歳までならやってもいいですか」という質問もたまに受けますが、とくに上限の年齢制限はありません。先にもご紹介したように、当院では78歳で見違えるほど元気になられた方もいます。ただし、持病を抱えている方はもちろん、極端に体力が衰えている方は、まず医師と相談することをおすすめします。

第3章

断食を楽にする知恵

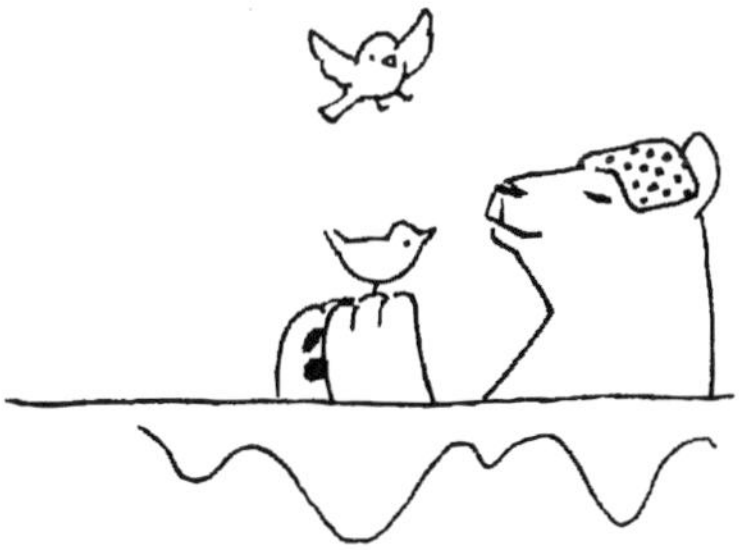

断食は正常な食欲を取り戻す手段

食欲のコントロールほど難しいものはない。そう思っていた方ほど、月曜断食を体験して、思っていたよりも苦労なく食生活をコントロールできることに気づき、びっくりされます。

実際、私のもとにはさまざまな声が寄せられています。

「断食後は味覚が敏感になり、ファストフードや味の濃い出来合いの総菜は舌が受けつけなくなった」

「月曜断食のあとは体のなかがクリーンになっている気がして、そこにジャンクなものを入れる気がしない」

「少しの量で満足できるから、食べるものの質にこだわるようになりました」

また、はじめてトライした最初の1週間の様子を、こんな風にレポートしてくださった方もいました。

「正直、最初の月曜断食の日は、いつも食べていた時間になると食べ物のことが頭をよぎり、食べたい気持ちと葛藤しました。でも、空腹感は少し時間が経てば消えていて、空腹の先には平穏があることを知ったことが、大きな収穫です（笑）。

断食の翌日の火曜日に食欲が爆発するかと心配していましたが、まったく逆で、少し食べたら満腹感を覚えるし、断食で体内がクリーンになったイメージが持てるので、そこに不必要なものを入れたくないな、という意識が強く働きました。だから、食欲のコントロールは案外楽。甘いものもぜんぜんほしいと思いませんでした。

その状態が水曜日までは続きましたが……。木曜日あたりから、ちょっと味の濃いものだとか、甘いものへの懐かしさというか（笑）、すごく食べたいわけじゃないけど、近くに手近なものがあるなら食べたいくらいの感じがありました。でもそれも、週末には好きなものを食べられるし、と思うことでやりすごしました。

そうやって迎えた土曜日だったので、今度こそ食欲が爆発するかと思っていましたが、すっかり胃が小さくなったのか、イメージよりもかなり早い段階で満腹感がくるんです。なので、自然と食べるものを選んで、よりおいしく食べようという意識が働き、1食の満足感がすごく高くなりました。断食前に大好きだったエクレアをおやつに食べましたが、『こんなに甘かったっけ?』が正直な感想で、2口食べれば十分。不食・良食・美食の1週間を過ごしたことで味覚が変わりましたし、食べることへの意識が大きく変化しました」

この方の場合、1週間で体重が1・5kg減り、ぽっこり膨らんでいた胃のあたりがペタンコになりましたが、このような意識の変化こそが重要です。〝**食べすぎていた自分への気づき**〟です。

「振り返ってみると、異常な食欲だった」
「あんなに食べなくても、十分、1日を元気に過ごせることがわかった」
「夜はとくに、食べないほうが体調がいい」

これらの声に代表されるように、自分にとっての適量を食べるほうが快適に毎日を過ごせることがわかると、食べすぎていた自分にはもう戻りたくないという気持ちが芽生え、リバウンドを防ぐのにもひと役買います。

食べすぎていたころは、胃腸が詰まり、体は栄養不足に陥って、つねに〝偽りの空腹指令〟を出していました。本能からの訴えに意志の力で抗《あらが》うことは難しく、また何かを口にして、胃腸という管に食べ物を押し込んでいくという悪循環。

食欲に振り回される悪循環を断ち切れると、体が本当に必要なものを必要な量だけ、おいしく食べられる人生が待っています。

順調に進まない人へのアドバイス

月曜断食をやろう！　と決めて、本に書いてある通り、週末は好きなものを食べたのに、月曜日の朝になると「今日は大切な会議があるからお腹が鳴ると恥ずかしいし……」とか、「生理だから来週からにしよう」など、どこかから言い訳を引っ張り出してきて、なかなか行動に移せないという方もいるはずです。

できない自分を責めないで、どうすればできるようになるかをここから一緒に考えていきましょう。

治療院に通われる方のなかにも、できることはすべてやっているのになぜか痩せない、という方がときどきいます。よくよく話を聞いていくと、**食べることとは一見関係なさそうなことがメンタルに影響**を及ぼし、結果として断食がうまくいかないというケースに遭遇します。

そんなときには、その方の生活面でもっともダイエットを難しくしていること、あるいは、もっとも手軽にトライできそうなことから変えてみるようアドバイスをしています。

断食で体質から変えていくことが影響しているのか、ダイエットが軌道に乗るころにはみなさん、見た目にも内面的にも大なり小なり変化を遂げます。そして、月曜断食を繰り返して、目標の体脂肪率に近づくころには、当初とは別人格かと思うくらい、大きな変化を遂げる人がほとんどです。見た目に美しくなるのはもちろん、身につけるものも変わり、表情、考え方、話す内容までがどんどん変わっていきます。

長年、そうしたダイエット成功者の方々の生活面の変化をみてきて、そこにはいくつかの法則があることに気づきました。

次項から紹介するのは、月曜断食を軌道にのせるための、生活習慣におけるヒントです。

アドバイス1　時間を守る

治療院は予約制ですが、毎回、10分、15分の遅刻をしてくる方がいました。3日間断食は順調に終えて体重も落ち、本来であれば、さらにここから体重を落としていこうというタイミングだったのですが、なかなか体重が減りません。お話を聞いていくと、どうやら、ものすごく食べたいわけでもないけど、これまでの習慣から夕方に飲むコーヒーとお菓子がセットになっていて、そこでついお菓子を食べてしまっているとのこと。

ここで、「コーヒーだけにして、お菓子を食べるのをやめませんか？」と僕が話してやめられるくらいなら、きっと、最初から食べていませんよね（笑）。そこでちょっと違った角度から、「時間を守るように、生活を変えていきませんか？」と提案しました。その方にとっては痛いところを突かれたような思いがあったかもしれません。でも、心のどこかで時間を守れない自分を変えたいという気持ちもあったのでしょう。

次の予約からは、きちんと時間通りに来院するようになりました。

時間を守るというのは、人との約束を守ることです。**人との約束を守ることができれば、自分との約束も守れるようになります。**

断食を軸としたダイエット中は、胃腸をクリーンにする期間でもあるので、お菓子は食べない。その理屈はわかっているのに、自分との約束を破って毎日のようにお菓子を食べてしまっていた根底には、約束を軽視する生活態度があったのではないかと思います。

誰かと約束したら、待ち合わせの時間を必ず守る。明日はこの電車に乗って出かけると決めたら、その電車に間に合うように家を出る。時間を守ることに対し、できない言い訳を用意するのはやめて、とにかく、是が非でも、時間を守るようにしてみましょう。

アドバイス2　部屋をキレイにする

あなたの部屋の状態は、胃腸の状態と同じです。クローゼットにパンパンに詰め込まれた洋服は、次々と胃のなかに送り込まれる食べ物をあらわしているかのようだし、散らかった部屋は、クリーニングされていない胃腸そのもの。思い当たる節はありませんか？

部屋と胃腸が同じだなんて、何を抽象的な話をしているんだと思うかもしれません。しかし、部屋に何を運び入れるかという取捨選択と、口に入れる食べ物を選ぶ作業は、じつは似たような発想のもとおこなわれています。

要は、自分にとって何が必要で何が必要でないかの判断が的確になされているかどうか、です。

必要ではないけど、ほしいから買う。引き出しのなかはぎゅうぎゅうに服が入っているのに1枚捨てることはせず、新しい1枚を押し込む。結果、洋服があふれ出す。

いまは食べる時間ではないけど、食べたいから食べる。胃のなかにはまだ未消化の食べ物が残っているところに食べ物を送り込む。結果、胃腸はいつでもフル活動。

冷静な判断がきかず、欲望のままに行動してしまうと、部屋は散らかり胃腸は疲弊します。

自分にとって快適な環境を整えるために、**まずは、部屋の掃除からはじめる。**これが案外、効果があるのです。部屋の掃除なんて面倒くさいと思ったあなた。そのメンタリティが食行動にもきっとあらわれているはずです。今日はつくるのが面倒だから、コンビニ飯でいいやなんて思う日が多くはないですか?

部屋の掃除では重い腰が上がらないならば、バッグの中身の整理整頓、財布の中身を全部出して不要なものを捨てる、そんなところからはじめましょう。

アドバイス3 「忙しい」を言い訳にしない

「忙しくてダイエットどころじゃなくて……」。何百回、何千回とこの言い訳を聞いてきたでしょうか。いつでも、僕の答えは同じです。「だったら、いつやるんですか？」。みんなヒマだからダイエットしているなんて、思っていないですよね？

逆に僕は、忙しい人ほどチャンスだと、声を大にしていいたい。治療院でも、目標に近い形で体重を落としている方ほど超多忙だったりします。

ここで、あなたが太ったきっかけを思い返してみてください。仕事量が急激に増えて、そのストレスから帰宅時にコンビニスイーツを買うのが習慣になってしまった。転職で新しい環境になじむのが大変で、ストレス解消で食に走ってしまった。体重を増やすきっかけになったのもまた、仕事であるケースが多いのです。

本当は、その忙しい時期にこそ月曜断食をしていれば体重増加を防げたかもしれないし、月曜断食をすることでかえって体調がよくなり、忙しい時期を前向きな気持ちで乗り切れていたかもしれません。

実際、はじめての断食挑戦中に部署異動の辞令が出て、いま抱えている仕事と新しい部署での仕事の引き継ぎ、各所への連絡、デスクの整理など大小さまざまな仕事に追われ、連日終電帰り、休日出勤もありの1カ月を過ごした女性がいました。

その方は、新しい部署に移り、環境が落ち着いてから、「断食をしていたおかげであの目まぐるしい日々を乗り越えられました」と、感謝の言葉を僕に伝えてくれました。

「忙しいときこそ断食という先生の言葉を思い出し、疲労が重なっていると感じた日や、ここぞという日は夜断食で乗り切りました。夜断食をすると、短い睡眠時間でもパッチリ目が覚めて、早朝出勤して仕事もはかどるし、以前のように疲れたからといって甘いものに走ることもなく、つねにベストな状態の自分で仕事ができました。断食をする以前と比べたら、明らかにストレスも少なかったです」

忙しい人ほど、月曜断食をはじめるチャンス！　というのにはほかにも理由があります。予定のない週末に断食をすることを想像してみてください。家にいてヒマを持て余している。空腹になれば何か食べるものはないかと、家のなかをウロウロ。でも、今日は食べない日だ。いや、食べたい。心の葛藤を抱えながら過ごす時間の長いこと……。

それに比べれば、**忙しいときほど、食への執着心を手放しやすい**んです。たとえば、朝食を摂らない分いつもより早く出勤して仕事をする、昼食の時間もオフィスに残って仕事をする、残業時に食事を摂らなければその分早く帰宅できます。

反対の考え方もできます。忙しいとき、人は食事を作業にしがちです。昼食の時間がきたけど忙しいから牛丼をかきこむ、パソコンで仕事をしながらサンドイッチを食べたけど、いつ食べ終えたのかさえわからないほど満足感がない。忙しいときに選ぶのは炭水化物に偏りがちで、体内では急激に血糖値が上がり、それを下げようとインスリンがどんどん分泌されるので、今度は急激に下がってしまう。

この血糖値の増減の幅が大きいほど、食後の眠気を誘発したり、集中力がなくなる、だるくなるなど、仕事のパフォーマンスが下がります。典型的な忙しい人の食事は、いい結果につながらないことが多い。

本来、食べることはストレス解消にもつながる、楽しみのひとつです。そこを最大限活かせるように、楽しみながら、おいしく食べたほうがいいに決まっています。

もし、食べる時間さえ惜しいほど忙しいときは、食べないという選択肢もあります。僕の場合、予約がいっぱいで昼食の時間が数分しかとれないときは、簡単に食べられて栄養的にも優れているヨーグルトを食べます。忙しいときは、これで十分。仕事をしている間は空腹感を忘れていますし、目の前の仕事に集中できるので、仕事が終わったときの達成感、爽快感は格別です。

忙しさは月曜断食をやらない言い訳にはならない。このことがおわかりいただけたでしょうか。

アドバイス4

夜断食からはじめてみる

どれだけ言葉を尽くしても、「断食」に対する抵抗感をぬぐえない方もいらっしゃるでしょう。そういう方には、「まず、今日の夜だけ食事を抜いてみませんか？」とご提案します。いきなり1日断食をするのはハードルが高くても、今日の夜だけだったら、さほど抵抗感なくできるのではないでしょうか。

断食のいいところは、準備がいらないこと。何も買わなくていいし、どこかへ行く必要もありません。しいていえば、翌朝に食べるヨーグルトとできればフルーツを買って帰るくらいです。断食すると決めたら早めに帰宅してシャワーを浴び、早々に眠ってしまうのがおすすめです。

1回夜断食をしただけでも、朝の目覚めがいつもよりすっきりしていたり、抱えている不調がやわらいでいたり、何らかの体の変化を感じる方がほとんどです。この体に起こるよい変化が、断食への抵抗感を自然と払拭してくれます。

「最初は断食なんてとんでもないと思っていたけど、いまでは体調が悪くなると夜断食が当たり前になった」

「騙されたつもりで夜断食をしたら、これまで抱えていた不調は、やっぱり食べすぎが原因だったと痛感した」

断食を経験する前と後では、みなさん別人かと思うくらいに変化し、断食に対してポジティブな感情を持つようになります。

また、変化を感じるのは翌日だけではなく、夜断食をしたあとの数日間は正常な食欲に戻り、食生活が整うケースも多いです。お菓子の誘惑にも振り回されないため1日が快適で、その感覚を味わいたくて夜断食を習慣にしている方もいます。

とにかく、自分の体で体感すること。月曜断食をはじめるにあたって、これに勝る強い動機は存在しません。

まずは夜断食からはじめて、さらに断食の効果を高めたい、自分の体を変えていきたいと思ったときに、月曜断食にトライしてみる。そういうやり方もありです。

最後のピースを手に入れる

月曜断食を開始してから3週間ほど経つと、月曜断食も平日の食事もほぼメニュー通りにやっているのになぜか痩せない、という方も出てくると思います。

体のスイッチを「でぶサイクル」から「痩せサイクル」へと切り替えるためには、いくつかの必要なピースがかみ合っていなければなりません。人によってはその最後のピースが足りず、足踏み状態が続いてしまうことがあります。

最後のピースがぴたりとハマった途端、するすると痩せていくケースをいくつも見てきました。そのピースはその方の生活習慣や体質によっていろいろあるのですが、ここではこれまでの僕の経験から、もっとも多くの方に当てはまる最後のピースをアドバイスしていきます。

まずは次頁で、本書でこれまでご説明してきた月曜断食の基本を守れているかをチェックし、すべての項目にチェックがついたのになお痩せないという方は、続く「最後のピース」をひとつずつ試してみてください。

月曜断食・基本のルールをおさらい

□ 月曜日は朝・昼・夜を抜いて24時間何も食べない。

□ とくに火曜日の朝は、ヨーグルト+果物、またはスムージーを摂っている（それ以外のものを食べていない）。

□ 食事は、咀嚼したときにこぶし1〜2つ分になる量を守っている。

□ 食べすぎた日の翌日は、夜断食を実践している。

□ 夜のお酒は缶チューハイなら1缶、ワインなら1〜2杯、ウォッカ、ジンはできるだけ生のフルーツを搾り、飲むのは1杯程度にとどめている。

□ 1日に1・5〜2ℓのお水を飲んでいる。

□ 夜は12時までに眠っている。

最後のピース1

朝風呂のすすめ

断食を開始した当初はガクンと体重が落ちたのに、それ以降、横ばいの状態が続いているという方におすすめするのが、朝風呂の習慣です。

夜は副交感神経が優位になって眠りにつき、朝は交感神経に切り替わって活動モードに入るという体のメカニズムから考えると、じつは夜お風呂に入るより、朝入ったほうが理にかなっています。

夜、寝る前に熱いお湯につかると交感神経が刺激されて眼が冴えてしまい、なかなか眠りに入れなくなってしまいます。月曜断食では睡眠の質を重要視していますので、帰宅が遅くなったときはほどよい熱さのシャワーだけで軽くすませ、朝、お風呂に入ることを試してみてください。

お湯の温度は40℃くらい、最低5分、長くて10分程度。朝、お湯につかることで交感神経のスイッチが入り、代謝も上がって、痩せやすい環境が整います。

最後のピース2　睡眠の質を上げる

今日のうちに布団に入る。これを実践していても、質の高い睡眠がとれていなければ、体の回復・修復機能が高まっていきません。

寝る直前にお風呂につからないのも、睡眠の質を上げる方法のひとつ。僕は患者さんにいつも「帰宅したらすぐにメイクを落として、最悪お風呂に入らなくても眠れる準備を整えてからくつろぎませんか？」とお話ししています。人は、うとうとしたときに眠るのがいちばん気持ちいいですし、そこでシャワーを浴びて目を覚ましてしまうのは、もったいないですから。

さらに、睡眠の質を上げるためには、やはり、寝る30分〜1時間前には、テレビ、スマホ、パソコンなどの電源はオフにして、部屋の照明も暗くするなど、入眠しやすい環境を整えていくことが大切です。そして、朝、目が覚めたらカーテンを開けて、太陽の光を浴びます。朝のちょっとした習慣が、夜、眠くなるための秘訣です。

最後のピース3

自分を認める

自分のがんばりを素直に認められる。これは、ストレスなくダイエットを続けていくうえで、案外大切なことです。過去、あらゆる種類のダイエットに挑戦するも結果が出ない、あるいは、**挫折を繰り返してしまう人に共通しているのが、できることよりもできないことにフォーカスを当てて卑下してしまう「自己承認力」の低さ**です。

たとえば、先週に比べて今週は200g体重が減ったとします。そこで、「なんで200gしか落ちていないの！」と思うか、「月曜断食をする前は100gさえ減らせなかったのに、200gも減った！」とよろこべるかの差です。

治療院では、毎回、施術前に体重をはかります。ある患者さんは、その数週間、体重の落ち方がとても緩やかで、それを不満に思っていました。そのせいか、体重をはかって500g減ってようが、1kg減っていようがよろこぶことはなく、毎回必ず「チェッ」と舌打ちをするのです。

そこで僕は、「がんばった自分を認められないと、この先も痩せられないですよ」と声をかけました。施術中にはどうやって自己承認力を高めていくかもお話ししました。すると、そのときの会話が心に響いたのでしょう。その方は自分を認められるようになってから、するすると2カ月で10kgの減量を達成しました。

自己承認力を高めていく鍵は、否定しても褒めて終わることです。たとえば、いつもなら「あ〜あ、昨日飲み会でよけいなものを食べすぎちゃったな……」というグチで終わるところに、「でも、早めに解散して、12時までには布団に入れた」をつけ足します。つねに「○○はできなかった、でも○○はできた」の形を意識して、でも以下は後付けでいいので、**必ず、できた何かを足して終わります**。

大人だって、褒められたら伸びるんです。でも、大人になったら褒めてくれる人はグッと減るので、自分で自分を褒めましょう。

自分ができたことにもちゃんとフォーカスを当ててあげられるようになると、自分が好きになって、自信が生まれます。その自信が、ダイエット中のメンタルを支える柱となってくれるのです。

最後のピース4

2つの目標を掲げる

月曜断食をやってみよう、そう思いたった理由を覚えているでしょうか？　常に目標を明確にして心に持ち続けることが、行動を変えていきます。

生理不順を治したい、頭痛をなくしたいなど、体質改善を第一の目標としている方もいれば、見た目を整えるためにそれぞれの年代・性別に適した体脂肪率を目指している方もいるはずです。

こういった最終到達地点にある目標のことを、**望遠鏡の目標**といいます。山でたとえるならば、山頂ですね。ここに到達するためには、一歩一歩足を踏みしめて山を登っていかなければなりません。そのときの助けとなるのが、**顕微鏡の目標**です。数日～数週間で達成できる目標をひとつひとつクリアしていくうちに、気がついたら山頂まできていた。そんなふうに、目標を達成できるようにしていきましょう。

顕微鏡の目標の立て方は、なんでもありです！　左ページを参考にできそうなことから試し、クリアしたらまた次の目標を立てる。それを繰り返していきましょう。

【顕微鏡の目標の例】

・週に3日は、「今日はデート？」と聞かれるくらい、最高におしゃれして通勤する。
・この1週間は、部屋をきれいにしてから家を出る。
・火曜日から木曜日まで、帰宅途中のコンビニに寄らないで家に帰る。
・通勤電車で座らない。
・駅の階段だけは必ず上り下りする。
・今週は、家に帰ったらソファに座らず、真っ先にメイクを落とす。
・今日と明日は11時までにベッドに入る。
・夜10時以降にスマホを見るときは、明るさ調整で画面を暗くすることを習慣にする。
・今日のアポイントメントには、すべて5分前に到着する。

最後のピース5

ひと手間を惜しまない

「ひと手間かける習慣が、痩せ体質をつくる」

食べる基準で悩んだとき、ぜひ、この言葉を思い出してください。

野菜ジュースもコンビニで買ってくれば手軽ですが、自宅でミキサーをかけてつくってもたいした手間はかからないうえに、栄養もしっかり摂れます。朝食のフルーツも皮をむいてカットする時間はほんの数分ですが、その手間を省くためにカットフルーツを買ってくるとすれば、価格的にも割高で、栄養価は低くなります。夜の野菜スープもしかり。

ひと手間かけたもののほうが、体が必要とする栄養素が摂れるため、体をいい循環に持っていきやすいメリットがあります。ここが欠けていると体の栄養不足が解消されず、いつまでも空腹感に悩まされたり、悪い循環を断ち切るのに時間がかかるケースも出てくるでしょう。

月曜断食をすると味覚が敏感になり、**食事は〝量より質〟**だと気づきます。その心境に達すれば、よりおいしいもの、より体がよろこぶものを食べたいと思うようになり、ひと手間をかけることを面倒とは思わなくなります。それまでは、意志の力を少し働かせて、コンビニよりもスーパーに寄るなど、普段の行動パターンから買い物の仕組みを変えていきましょう。

また、ひと手間かけるという意味では、質のいい食材や調味料を探す手間も惜しまないようにすることもおすすめします。できるだけ添加物を使用していないオーガニックな食材を選び、食べ物の質を高めていくことで、食への意識も変わってきます。

体重と体脂肪率は階段式に減っていく

月曜断食を開始する前に体脂肪率をはかるようにお願いをしました。しかし、この体脂肪率というのがクセモノで、ダイエット中の揺れる心をまどわします。

月曜断食をはじめると、最初に減るのは体重です。体重が減ると体脂肪の割合は増え、一時的に体脂肪率が高くなります。ここで「こんなにがんばっているのに！」とふてくされないで月曜断食を続けていると、次に体脂肪率が落ちていきます。

治療院に通う患者さんともよくお話しするのですが、「せっかく5kgも痩せたのに、誰にも気づかれない……」などと落ち込まないことです。最初のひと月間のトライで4〜5kg痩せても、まだ体脂肪率は横ばいであることがほとんど。まずはダイエットが順調に進んでいることをよろこびましょう。

最初に体重が減り、次に体脂肪率が下がり、最後に体型が変化する。ダイエットはこのサイクルを繰り返しながら、前に進んでいきます。グラフにしていくと、いま自分がどの段階にいるかを把握でき、ダイエット中の焦りや不安を解消できます。

さらに、**「5kgの壁」**についてもお伝えしておきましょう。

断食をすると、最初は胃や腸のなかに無駄に蓄えていた、消化しきれていない残留物をエネルギーとして使用します。それが枯渇すると、ようやく脂肪をエネルギーとして使える体へとシフトチェンジし、体脂肪率も下がっていきます。

多くの場合、最初の3〜4週間で5kgくらいまではストンと順調に落ちていきます。そこから月曜断食メニューを続けていくことで脂肪を燃焼できる体へと変化していくため、ここから先ががんばりどころなのです。体重が5kg減り、体脂肪率も下がりはじめたら、それはダイエットがうまくいっている証拠。体質改善が定着するまであと少しです。体型に大きな変化が感じられなくても、焦らず続けることが肝心です。

第4章

これで迷わない！月曜断食Q＆A

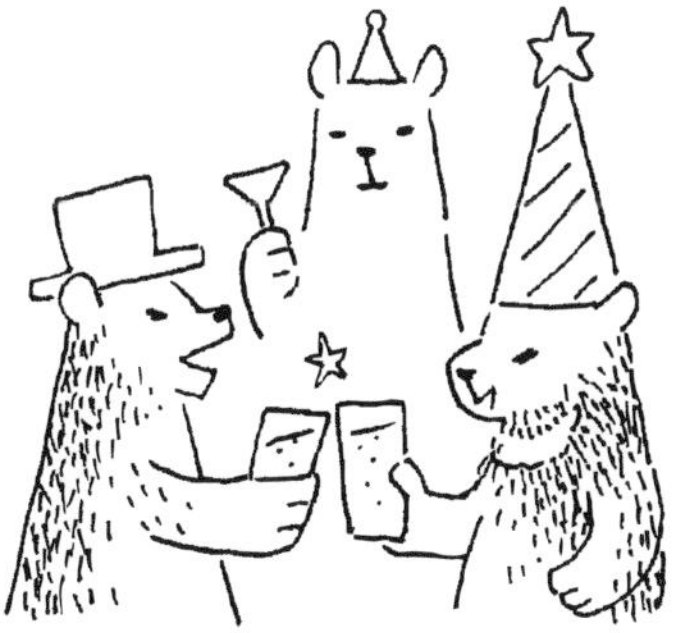

前章まで月曜断食の基本的な取り組み方を解説してきましたが、いざ実践してみると、細かな点で疑問が生じたり、これはどうしたら？　と思うことが出てくるかもしれません。

この章では、はじめて月曜断食に取り組むにあたり、治療院の患者さんたちからよく聞かれたことをＱ＆Ａ方式でまとめました。

ビジネスパーソンの方なら、仕事上の付き合いで避けられない食事会や飲み会もあるでしょうし、それ以外の方でも、友人関係や人とのお付き合いは避けられませんよね。そういったことも含め、何か不安になったときに役立てられるよう、さまざまなケースを想定していますので、ぜひ参考にしてください。

Q 月曜断食をはじめたら、飲み会への参加はNGですか？

A 普通に生活していれば、飲み会はあって当たり前。NGではありません。

がまんばかりのダイエットを繰り返してきた弊害なのか、断食の話になると「飲み会はダメですよね？」とよく聞かれます。でも、ダメではありません。断食は生活のクオリティを上げていくものであって、友人との関係を断絶させるものではないのです。どんどん参加しましょうとはいいませんが、月曜断食にトライしている期間でも、大切な飲み会には参加しましょう。

飲み会に行くときは、なるべく、体にダメージを残さない食べ方、飲み方を意識します。前述しましたが（91頁参照）、飲み会の席でおすすめなのは、生のグレープフルーツやレモンを搾って飲むチューハイ。果物に含まれる酵素が消化を助けてくれます。反対に避けたいのは、炭水化物が原料のビールや日本酒。最初の1杯は生中でなくちゃ！　という決まりはどこにもありません。

また、ワインは飲み物としては悪くないのですが、自分がどれくらい飲んだかを把握しにくく、つい飲みすぎてしまうお酒の代表格。ワインはグラスで注文し、自分で飲んだ量を認識できる飲み方に徹しましょう。さらに、甘口のワインは糖質も高くなるので、飲むなら赤の辛口にしておきましょう。

飲み会の翌日に体がむくむのは、アルコール摂取による水分不足のサイン。飲酒後は体内の水分が過剰に失われるので、意識的にお水をたっぷり飲むようにします。

食べ物については、野菜、海藻類、きのこ類があれば積極的に食べます。枝豆や冷ややっこなどの豆製品もいいと思います。月曜断食を実践している1カ月間は、やはり炭水化物は避けたいところ。揚げ物の衣は炭水化物なので少量にとどめます。

そしてこれが大切ですが、飲み会のときは、あらかじめ食べ終える時間を決めておきましょう。お酒を飲むと、つい目の前にあるものをダラダラ口にして、食べすぎてしまいがち。たとえば12時までには帰って眠ると仮定した場合、食べ物を口にするのは夜8時まで。これを自分のなかのルールにします。二次会に流れたとしても、ゆっくりお酒だけを飲んで過ごすとよいでしょう。

Q 友だち付き合いが悪くなるのは嫌なのですが……。

A 大切な友だちとの付き合いはそのままで大丈夫です。

月曜断食を実践していると話しているのに「今日ぐらいいいじゃん。あの店のパンケーキ食べようよ」とか、「今日はラーメンの気分！」などと誘ってくるような友だちだと、この1カ月間はちょっとお付き合いを控えたほうがいいかもしれませんね。というのは冗談で、そういう友だちとでも、いままでとはちょっと仕組みを変えるだけで、無理なく付き合っていける方法はあります。

簡単に実行できるのは、月曜断食メニューで好きなものが解禁となる週末に友だちと会う予定を組み込むことです。時間帯もディナーよりランチにすれば、炭水化物を食べても寝るまでには消化されるので、メニュー選びの幅も広がります。

できれば、**お店選びのイニシアティブを握る**ことです。飲み会なら幹事を率先して引き受け、お友だちとであれば「このお店に行ってみたいんだ」などの形で、言い方は悪いですが、自分にとって都合のいいお店をチョイスします。

お店のおすすめは、冬場ならば断然、鍋。どれだけ食べても太らない優秀食材の野菜をメインに食事を楽しめます。あとは、炭水化物以外の単品メニューが充実している和食、野菜を使ったメニューの多い中華や韓国料理、ベトナムやタイなどのエスニック料理、野菜とお肉のシンプルな組み合わせで食事ができる焼き肉や焼き鳥もよいでしょう。

できるだけ避けたいのは、女性の大好きなイタリアン。家庭料理のような副菜が多いお店は別ですが、一般的なイタリアンのお店では、サラダを食べたらあとはピザやパスタ、バゲットなど炭水化物のオンパレード。どうしても食べたいときは、週末のランチにしておきましょう。

Q どうしてもお菓子が止まりません！

A お菓子は週末のご褒美に。平日は食べない仕組みをつくりましょう。

お菓子、おいしいですからね。たとえ良食期間でも、空腹時の一瞬の気の迷いが起きたとき、手の届くところにお菓子があれば食べちゃいます。1回口にしたのをきっかけに、歯止めが利かなくなるのもよくあるケース。

そうならないためには、食べなくてすむ仕組みを自らつくっていく以外にありません。僕はよくいうのですが、「食べ癖があるなら、食べない癖もつけられる」。これがないと生きていけない食べ物なんて、水以外、世の中にはないんです。

以前、「仕事中に必ずチョコを食べたくなって、がまんできずに食べてしまう」という方がいました。「そのチョコはどこで買ってくるんですか？」と聞くと、「朝、出勤途中にあるコンビニで」との答え。それならば、朝コンビニに立ち寄らない仕組みをつくります。

コンビニを見たら入りたくなるでしょうから、少し遠回りしてでも別のルートで会社まで行くのもひとつの手。コンビニで飲み物を調達しているなら、マイボトルを持って自宅を出るなど、立ち寄らなくても困らない準備をするのも一案です。

ただし、おいしいものを食べる幸せまで手放す必要はありません。「○○がやめられない」という方はたいてい、個包装で何個も入っているお徳用サイズを買っています。食べたいと思ったときに買いに行くのは面倒なので、すぐに食べられる環境を自分でつくっているのです。さきほどのチョコをコンビニで買う女性もそうでした。

これからは、安くてほどほどにおいしいものを量でまかなうのではなく、**週末のご褒美にリッチなものを少量へ**と変えていきましょう。

火曜日から金曜日まで食事のコントロールがうまくできたご褒美に、有名ショコラティエのチョコレートを1粒か2粒買ってきて、週末にじっくり味わう。あるいは金曜日の夜にケーキを1つ買って帰り、土曜日の朝に食べることを新しい習慣にする。

無意識に食べるてきとうなお菓子より、ご褒美として食べる厳選された一品。週末のご褒美のために平日をがんばろう。そう思える生活へと変えていきましょう。

Q 生理前は体重が動かず、やる気を失いそうです。

A 落ちなくて当たり前。体重維持できていれば自分を褒めて。

「がんばっているけど、生理前で体重がなかなか落ちなくて……」と落ち込んでいる方がいるなら、それは当たり前の現象で、落ち込む必要などまるでありません。生理前は体が水分などを溜め込もうとする時期で、体重が微増しても慌てる必要はないのです。

もし、生理前に体重が増えず、キープできていたなら、もっと自分を褒めてあげましょう。

「どうせ生理前は何をやっても痩せないし」を言い訳に、お菓子やスイーツを解禁してしまったなら、考えをあらためましょう。生理前のがんばりは必ず生理後に成果となってあらわれます。生理前をどう過ごすかで、生理後の体重の落ち方は変わります。

たまに、生理前や生理中を理由に「今週は月曜断食はお休み！」とマイルールを適用される方がいますが、これにも待ったをかけさせてください。

治療院に来られている方のなかには、生理前のイライラや過食傾向など、崩れがちな体内のバランスを落ち着かせるために、あえて1日断食をする方もいます。その方いわく、「生理前に断食をすると、ＰＭＳもだんなへのイライラもおさまる」そうです。

断食をすると体がリセットされて自律神経が整い、おのずとホルモンバランスも整います。ですから、生理前であろうと、生理中であろうと、効果はきちんと出ます。むしろ体がバランスを崩しがちなときこそ断食で整える、という発想に頭を切り替えていきましょう。生理不順を脱した方の体験談（188頁）もありますので、こちらも参考にしてください。

Q やっぱり、体重は毎日はかったほうがいいですか？

A 毎日はかるのがベストではあります。

体重計が示す数字の変動に一喜一憂するのではなく、自分の体を管理下に置くために、毎日体重計に乗ることを推奨しています。

月曜断食では体重より体脂肪率を重要視しますが、体重が減らないことには体脂肪率も減っていきません。それに、体重の数字はいままで見慣れてきたもので、ひとつの目安として体の変化を把握し、意識するためにはうまく活用したいところです。

小さな問題をまぁいいかとスルーし、それが積み重なれば大問題に発展するのと同じで、体重の小さな変化を数字という形できちんと認識することが大切です。じわりじわりと体重が増えてきたときに「このままじゃまずいぞ」と危機管理能力を働かせる仕掛けとして、毎日、体重計に乗りましょう。

ただし、くれぐれも体重に振り回されないこと。今日のがんばりが明日数字に反映されるとは限りません。体重をグラフにすれば、上がったり下がったり、ギザギザを描きながら下降するのが普通です。

昨日より300g も増えたと悲観するのではなく、その増えた原因はどこにあったのかを自分なりに探っていくことで、太らない食べ方のコツが身についていきます。

近頃の体重計のなかには、サイトやアプリと連動して、体重計に乗るだけで過去のデータを記録してくれるものがあります。面倒くさがりな方は、こういった体重計を活用するのも一案です。

そこまで機能のない体重計をお持ちの方でも、方眼紙などに体重を書き込んでグラフにし、〝見える化〟をすると月曜断食の成果を把握でき、やる気アップにつながるはずです。体重計の真横の壁に貼るなどすると、忘れずに記録できておすすめです。

ちなみにですが……。多くの患者さんと接してきた実感として、体重やその日に感じたことなどを手帳にきちんとメモしたり、エクセルで管理ができる方は、断食の結果が出やすいようです。この書いたり入力したりする手間を面倒と思うかどうかが、人生を変えていけるかにつながっているのだと、個人的には感じています。

Q 月曜断食のメニューを1カ月続けて、栄養的に問題はないんですか？

A 体質を変えるためには必要な1カ月です。

基本的に、食べすぎも、食べなさすぎも、よくありません。過ぎたるは猶《なお》及ばざるが如し、何事もほどほどがいいのです。ただし、月曜断食における1カ月メニューは、体質を改善していくうえで必要な制限であって、理想とする体脂肪率まで続ける分には、体にダメージを与えるような栄養不足に陥ることはありません。

家のリフォームをするときに、いったん、部屋に置いてあるものをすべて外に運び出すのと同じで、体のシステムをつくり替えるためには、胃のなかを空にして、腸の排泄能力を高め、体内に残っている食べ物のカスや宿便、ブドウ糖を枯渇させなければなりません。その状況になってはじめて、蓄積された脂肪という体にとって無駄なものをエネルギーとして使える体に切り替わります。

Q どうしても、夜12時までに眠れなくて困っています。

A 眠るのが難しければ、起きることからはじめます。

人は、寝ている間に痩せます！

本書では何度となく睡眠の大切さを伝えてきましたが、痩せたかったら早く眠ること。ここは譲れないポイントです。

ただ、職業上、夜12時までに眠るのがどうしても難しい場合、発想の転換をして、朝早く起きる努力からはじめましょう。早起きすると必然的に日中の活動時間が長くなり、夜は自然と眠くなります。

夜、帰宅後はメイクを落とすなりシャワーを浴びるなりして、眠くなったらそのまま布団に潜り込めるセットアップをしておく。それくらいの努力は必要です。

また、遅くとも11時になったらテレビやパソコンの電源はオフにして、スマホは充電器につないでしまいましょう。ブルーライトの刺激は、エスプレッソ2杯分の覚醒効果があるといわれているほど強烈です。

多くの患者さんと接するうちに、似たような条件で内容も変わらない指導をしているのに痩せる人と痩せない人の違いは何かを探ったことがあります。そのときの結論は、スマホ依存でした。

つねにスマホを手放せない生活をしていると、**「スマホを見る→寝るのが遅くなる→睡眠の質が下がる→代謝が落ちる→痩せない」の悪循環**に陥りがちです。月曜断食と同時に、〝スマホ断食〟にも着手しましょう。

本当は、眠る1時間くらい前からスマホを見ない生活が理想ですが、いまのスマホ事情に照らし合わせると、見られないことがストレスになり、かえって睡眠を妨げる方もいそうです。その場合、顕微鏡の目標の例にも挙げましたが、夜10時以降にスマホを見るときは明るさ調整の機能を使い、画面をマックスまで暗くします。

月曜断食をきっかけに、この小さなひと手間をかけられる自分へと変わっていきましょう。

Q 断食中、夜、お腹が空きすぎて眠れません。

A そのうち、その空腹を心地よく感じるようになるので安心してください。

夜、お腹が空いて眠れないのは、いままでいかに食べていたかという証拠。なかには、家族で食卓を囲むために遅い時間の夕飯になるという方もいらっしゃるでしょうし、単純に毎日帰宅が遅くて、夕飯を10時、11時に食べる生活サイクルになっている方もいるでしょう。

そうなると、空腹で眠れないということはなくても、朝お腹が空かないから朝食を食べない、となりがちです。そして、朝食を食べないと、朝ごはんの分もカロリーを摂って大丈夫とかなんとか考えて、昼食をガッツリ。そしてまた夜遅くに食べて……という悪循環にハマります。

断食でいちばん大切なのは、夜、いかに空腹にして眠りにつくかです。体重が落ちるのも、疲れや痛みをとるのも、体をリセットするのはぜんぶ寝ている間。その回復・修復機能を高めるには、消化にエネルギーを使わないことが鉄則です。

眠る前に、食べ物から得るエネルギーは必要ありません。

人間とは慣れる生き物です。最初は「お腹が空きすぎて眠れません」といっていた患者さんも、いまでは「お腹がいっぱいだと眠れません」といいますし、空腹で眠るメリットを実感すると、夜遅くに食事を摂る気持ちにならなくなっていきます。

そうはいっても、空腹で眠れないのはツライ！　という方は、温かい飲み物には空腹を落ち着かせる効果があるので、白湯を味わうように飲みましょう。

空腹で眠れないのは最初の数日だけ。自分の心と体の変化を楽しんでください。

お守りがわりに、眠れないときに効くツボもご紹介しておくので、試してみてください。もちろん、前述（85頁）の労宮のツボも効果的です。

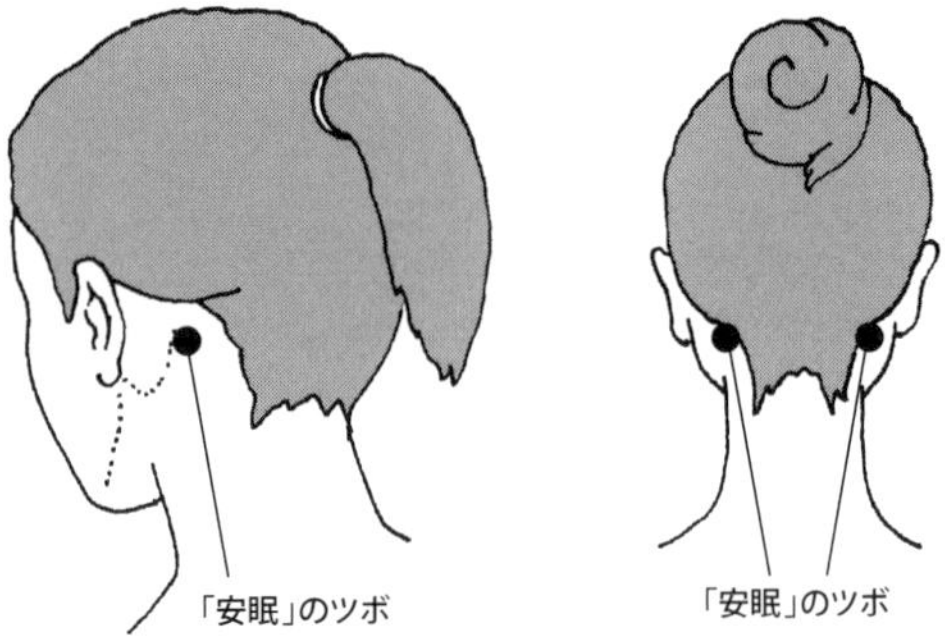

空腹がまぎれ、眠りの質が高まるツボ

その名もずばりの「安眠」のツボは、こっている首回りの筋肉をゆるめて血流を促し、自律神経を整えて、リラックスした状態へと導きます。

効能：寝つきをよくする、眠りの質を上げる

どんなときに押す？：寝る前、お風呂上がりでリラックスしているときに

ツボの場所：耳の後ろにある骨のくぼみ。下から突き上げるように、深呼吸の吐く息と同時にツボを押します。回数の目安は15～30回程度ですが、自分が気持ちいいと感じる回数でいいと思います。

Q 空腹をまぎらわせるために、ガムを噛んでもいいですか？

A かえって空腹感を増長させてしまうので、おすすめできません。

ガムだけでなく飴もそうですが、口の中に長時間食べ物があると、唾液が多く出ます。その唾液によって胃酸が分泌され、空腹感は増長されてしまいます。

空腹時には、何か噛み応えのあるものが恋しいという気持ちが芽生えるのもわかりますので、そんなときには、ノンシュガーのドライフルーツを食べるようにしてみてください。ガムや飴にはない食物繊維などの栄養素が摂れ、程よい甘みもあるので、間食としての満足度は高いと思います。

もし、時間の余裕があるのであれば、食後のデザート程度のフルーツを食べるのもいいですよ。

Q 早く結果を出したいときは、週に2回、断食をしてもいいですか？

A どうぞ、実行してください！

多くの患者さんと向き合ってきて気づいたことですが、これまでの長年にわたる〝食べ癖〟が、断食をはじめたことにより、短期間で〝食べない癖〟に変わっていきます。

食べない癖がついてくると、月曜日の断食をするのもどんどん楽になり、さらに、体が蓄積型から燃焼型に変わると、体が断食を好むように変化していきます。

もし、そうなったときに、週にもう1回くらい断食できそう、やりたい！　と思ったら、どうぞ、実行してください。やってみて、あまり体が心地よくないと感じれば、そのときはやめて、本来の月曜日のみの断食スタイルに戻しましょう。

繰り返しになりますが、くれぐれも無理を重ねないこと。体の声にしたがえば、おのずと結果はついてきます。

Q 断食日は、やっぱりタバコは禁止ですよね？

A やめられるなら、やめたほうがいいのは確かです。

食事もがまんして、タバコまで吸えないなんて、絶対無理！　確かに、普通に考えればそうだと思います。ですが、健康面から考えても、タバコは血行を悪くするだけでなく、脳内ホルモンの分泌も悪くするので、やっぱり、やめられるならやめたほうがいいというのが結論です。

スモーカーのみなさんには朗報といえるかもしれませんが、断食をすると味覚が敏感になり、タバコがまずくて吸えなくなるというケースが頻繁にみられます。１日10本程度しか吸わないライトスモーカーの方なら、難なく禁煙に成功、というパターンを何度もみてきていますので、断食をきっかけに禁煙するのは、じつはおすすめです。

１日20本以上吸うヘビースモーカーの方は、手持ち無沙汰からついタバコに手が伸びる傾向にあり、断食中かえって本数を増やすケースもあります。最初から完全禁煙が無理でも、少しずつ本数を減らしていくことをおすすめしています。

第5章

リバウンド知らずの食べ方講座

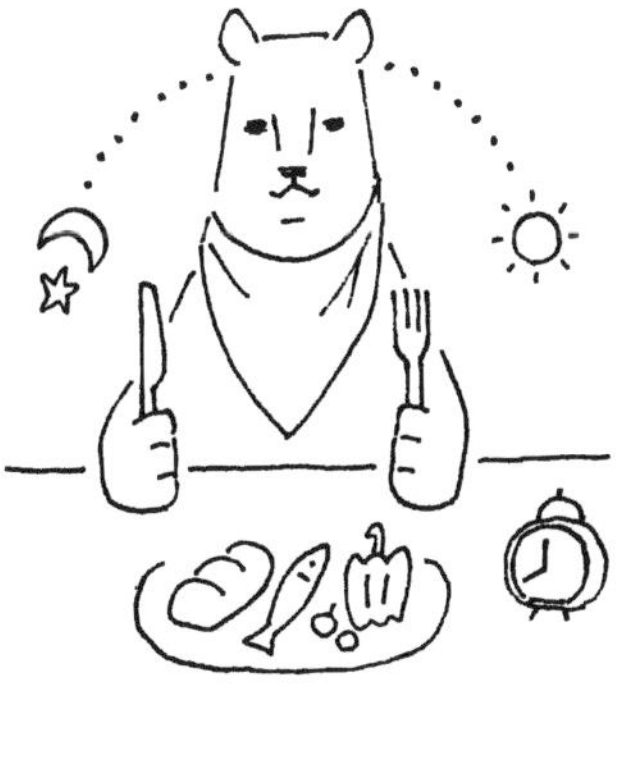

体重維持型の月曜断食メニュー

金曜日（良食）	土曜日（美食）	日曜日（美食）
旬の果物と ヨーグルト	好きなもの	好きなもの
好きなもの	好きなもの	好きなもの
おかずのみ アルコールOK	好きなもの アルコールOK	好きなもの アルコールOK

ベーシックメニューで4週間過ごしたあとは、多くの人がもとの食べすぎている食生活に戻したいとは思わなくなっていることでしょう。かといって、良食期間に炭水化物を摂取しない生活をいつまでも続けるのも現実的ではないな……と感じるかもしれません。

月曜断食の成果は、もとの体重・体脂肪率、体質によってもさまざまなので、ここでは、それぞれのケースに合った次の1カ月の過ごし方を提案していきます。

その前に、ひとつ強くお伝えしておきたいのは、断食を4回繰り返した体は、いま、まさに大きく変わろ

体重維持型メニュー

	月曜日（不食）	火曜日（良食）	水曜日（良食）	木曜日（良食）
朝	断食	旬の果物とヨーグルト	旬の果物とヨーグルト	旬の果物とヨーグルト
昼	断食	好きなもの	好きなもの	好きなもの
夜	断食	おかずのみアルコールOK	おかずのみアルコールOK	おかずのみアルコールOK

うとしています。体質を根本から変えていくには、どうしても2カ月の期間が必要で、1カ月の月曜断食プログラムを終えたタイミングは、ちょうどその過渡期。自分でも、食べても体重が増えにくくなってきたなど、体の変化を感じはじめるころです。いつでも快適な自分へとシフトするには、2カ月目の過ごし方が鍵を握っています。

ただし、ここまですでに1カ月間がんばってきてそれなりに結果も出ていると、まあいいか、と油断する気持ちが出やすくなっています。また、せっかくがんばって落とした体重を維持しなきゃという思いがあると、少し食べすぎたときに罪悪感が生まれたりして、プレッシャーにもなってしまいがちです。

ここは発想を転換して、2カ月目以降を楽しんでいきましょう。

1カ月間、月曜断食をがんばってきたあなたに贈る言葉は、「**体重を維持することは、体調を維持していくこと**」です。

体重にフォーカスを当てるよりも、朝すっきり起きられる自分、立ち上がることを億劫がらずにいつでも身軽に動ける自分、環境の変化に強く常にフラットな気持ちでいられる自分、自分にフォーカスを当て、体調を維持することで理想の自分で居続けられるイメージが念頭にあると、必然的に自分の体に対して優しくなれます。それが、いい食事や生活習慣を無理なく続けさせてくれます。メニューは以下の通りです。

［朝］旬の果物とヨーグルト

基本の月曜断食メニューと同じです。旬の果物を2分の1個程度、無糖ヨーグルトを小分けパック1個、またはコーヒーカップ1杯程度。

［昼］好きなもの

おかずに加え、主食の炭水化物がOKになりますが、食事量を増やさないように気をつけましょう。

［夜］　おかずのみ

タンパク質と野菜のおかずを食べます。両方合わせて、咀嚼したときにこぶし1～2つ分になる量が目安です。また、食事の時間帯によってはタンパク質は摂らずに野菜料理だけにするなど、臨機応変に対応していきましょう。

さて、ここからは、ケース別に2カ月目以降の過ごし方を見ていきましょう。

ケース1　5kg前後の減量に成功、または、理想の体脂肪率に近づいた方

体重維持型メニュー4週間↓それ以降も体重維持型メニューを継続、または、自分の生活スタイルに合う食事へと移行して月1回の断食を実践

2カ月目は、体重維持型メニューへと移行します。体重維持型メニューを4週間ほ

ど続けると、「不食・良食・美食」のサイクルを習慣化でき、体質改善が定着して理想の〈痩せスタイル〉へ入っていけるのです。

この食事内容が体にとって心地よく、当たり前になれば、3カ月目以降もずっと続けていただいてかまいませんし、そのほうが、不調や病気をよせつけず、生活のクオリティを高く保てると思います。

もし、さまざまな要因が重なって月曜日の断食を実行できない日が増えたとしても、最低でも月1回は断食をするようにすると体重や体質の維持が容易になります。

トータル7～10kgの大幅減量を目指す方は、上級編・大幅減量メニュー（176頁参照）にトライするとよいでしょう。

ケース2　理想の体脂肪率まであと一歩の方

再びベーシックメニューを2～4週間→体重維持型メニューを4週間→それ以降も体重維持型メニューを継続、または、自分の生活スタイルに合う食事へと移行して月1回の断食を実践

この段階で落ちたのは比較的新しくついた脂肪です。積み重ねてきた古い脂肪を脱ぎ捨てるまであと一歩。もう少しだけ、自分に負荷がかかりすぎない期間でいいので、ベーシック編を続けてみませんか？

「4週間だと思ったからがんばれた」という方は、1〜2週間のブレイク期間を設けてもOKです。ただし、体が根本から変わっていくには2カ月は必要で、4週間ベーシック編を続けた成果を体に定着させるためにも、ブレイク期間は2週間以内にすることを強くおすすめします。

ケース3　体重があまり落ちていない、または、理想の体脂肪率に到達していない方

再びベーシックメニュー（or上級編・大幅減量メニュー）を4週間→体重維持型メニューを4週間→それ以降も体重維持型メニューを継続、または、自分の生活スタイルに合う食事へと移行して月1回の断食を実践いま、体は確実に変わりはじめています。ここですべてを投げ出してはいけません。体重が落ちなかったことに関しては、厳しいようですが、必ずどこかに原因がありま す。たとえば「良食」の平日に会食続きでベーシックメニューを実践できない日が多かったとか、好きなものが食べられる「美食」の週末に、際限なく食べたり飲んだりしていれば、やはり、体重の落ち方は鈍くなります。

そのあたりをしっかり見直して、さらに4週間、ベーシックメニューを続けましょう。あるいは、一段階ハードルを上げて176頁の上級編・大幅減量メニューに一度トライして、体にガツンと「これから変わっていくんだぞ!」というメッセージを送り込むのもおすすめです。

ベーシック編を続けて理想の体脂肪率に近づいたら、体重維持型メニューへ切り替える。もしくは上級編を2~4週間続けて体重の落ち方に変化が見られたら、徐々にベーシック編へと移行し、理想の体脂肪率に近づいたら体重維持型メニューへと切り替えると、しっかり体を変えていくことができます。

〔食べる時間帯×もの×量〕で食べ方を決める

年齢や体調の良し悪しにかかわらず、どんなシチュエーションに置かれても、何をどのくらい食べるか、食べ方に迷わない黄金則をお伝えしていきます。

まず、知っておきたいのは食べる時間です。東洋医学では、**太陽の昇る時間と胃が活動をはじめる時間は相関する、**と考えます。

太陽の姿が見えない睡眠中は、胃も休んでいます。朝起きた直後は胃も寝起きの状態。朝からガッツリ食べるのはおすすめしません。徐々に太陽が高くなってくるとともに胃も活発に動き、午後1時頃に活動のピークを迎えます。好きなものを食べるなら、この時間帯がベスト。そして、夜に向けて太陽が沈むと同時に胃の活動もオフになります。

この食べる時間に、食べ物が胃に滞留している時間を組み合わせると、その時間に食べるべきものがクリアになります。

野菜（イモ類は除く）　1～2時間
肉・魚・卵などのタンパク質　約4～6時間
白米・麵類・パン・イモ類などの炭水化物　6～8時間

ここから逆算すると、食べていい時間が見えてきます。

月曜断食メニュー実践中は今日中に布団に入り、胃のなかを空っぽにして眠りにつくことを目標にします。そのため、ここでは就寝時間を24時と仮定して逆算すると、野菜は22～23時まで、タンパク質は遅くとも20時まで、炭水化物は遅くとも18時までに摂ることになります。

24時には寝ることを基本としているため、これ以上遅い時間に食べる設定はないものと考えます。そうなると、ネックになるのは18時までに炭水化物を食べ終えることでしょうか。でも、夜は食事をして、お風呂に入って眠るだけ。炭水化物から摂取できるエネルギーは必要ありません。

夜の分のエネルギーは、昼食で食べた炭水化物でまかなえている、と考えるのもいいでしょう。これを機会に、あなたの常識を「夜の炭水化物は必要ない」に書き換えてください。

最後に、食べる量についてです。前にも説明しましたが、本来の胃の大きさはこぶし1~2つ分なので、咀嚼したときにこぶし1~2つ分の食事量を目安にします。葉物野菜なら200~300g程度の量です。参考までに、野菜100gの目安は、レタスの葉（大）3枚分、もやし2分の1袋、きゅうり（中）1本などです。

ここまでに紹介した「食べる時間帯×食べるもの×食べる量」を具体的にみていきましょう。**ポイントは、悪いものが3つ重ならない食べ方**です。

月曜断食における悪いものとは、次の通りです。

・食べる時間帯＝夜遅い食事、不必要な間食など
・食べるもの＝寝る6時間前以降の炭水化物、寝る4~6時間前以降のタンパク質、

糖質の高い食べ物など

・食べる量＝咀嚼したときにこぶし２つ分を超える量の食事

例えば、［夜遅い時間×白米（炭水化物）×大盛り］これは３つとも×の食事です。［朝×パンケーキ（糖質）×小さめを２枚（こぶし２つ分以内）］これだと×１つ、○２つの食事になります。

あまり厳密にすると窮屈で生活しづらくなってしまうので、時間帯×もの×量のうち、まずは○が２つになるような食べ方を心がけることからはじめましょう。月曜断食を続けるうちに体質が変化し、食の好みも変わってくるはず。そうなれば、３つとも○のつく食べ方も難しくなくなります。

お腹に溜まるものより、胃の滞在時間が短い食べ物を

みなさん、ダイエットのときに何を食べればいいかを考えたとき、低カロリーで腹持ちのよいものを、という思考が働きませんか？　カロリー制限が主体のダイエットではそれが常識だったかもしれませんが、時代は進んでいます。

現在のダイエットの主流は糖質コントロールであり、月曜断食でも、大幅減量メニューでは炭水化物を制限して、糖質を大幅にカットしています。これによって、**体内の脂肪をエネルギー源とするケトン体回路を働かせ、筋肉ではなく体脂肪を減らす**ことで体重を落としていきます。

また、断食の目的は胃腸を休めることでした。この観点からも、腹持ちがいい＝胃に長く滞在する食べ物は、時間帯を選んで食べる工夫が必要です。炭水化物の胃の滞在時間は6～8時間。その時間は、消化・吸収に多くのエネルギーを費やすことになり、体のパフォーマンスは上がっていきません。

よく、「炭水化物がNGならば、こんにゃくを原料とした糖質ゼロの麺やしらたきならいいですか？」と聞かれますが、これらの胃の滞在時間は炭水化物とさほど変わりません。これは食べてもいいかな？　と迷ったときは、胃の滞在時間（一般的な考え方として、消化にかかる時間）をひとつの指針とすると、答えを見つけやすいでしょう。

最後に、これまたよく「結局のところ断食でも糖質制限を意識しているなら、普通に糖質制限だけしていればいいんじゃない？」という声が耳に届きますが、糖質制限にのみ焦点を当てたダイエットでは、空腹になる時間を持つという視点が抜け落ちてしまいます。

体を根本から変えていくにはここが重要で、実際、過去に糖質制限にトライした方の多くが、断食を組み合わせたほうが体重の落ちが早いといいます。経験者の声には、説得力がありますね。

コンビニは悪か、助っ人か

食べるものに〝ひと手間を惜しまない〟を推奨する立場としては、コンビニごはんもOKといいたくはないのですが、ひと手間に縛られすぎて食事づくりが面倒になり、それがきっかけで月曜断食から遠ざかってしまうくらいなら、困ったときの助っ人として利用するのも悪くないのかもしれません。歯切れの悪い物言いですが、この件については、僕自身、まだジレンマを解消しきれていないというのが本当のところです。

ただ、ひとついえることは、「とりあえずコンビニで」という発想を習慣化しないこと。コンビニはあくまでも最終手段。そう思っていないと、いつまで経っても〝ひと手間を惜しまない〟習慣が身につきません。

最初の選択は、コンビニよりもスーパーへ。味つきの肉や魚と一緒にカット済みの野菜も購入し、同じフライパンで焼いたり炒めたりすれば、バランスのいいワンプレートが完成します。包丁もまな板も使わずにつくれる手軽さで、調理済みの総菜や弁当を購入するよりもはるかに栄養が摂れて、一食の満足度も高くなります。

フライパンで焼く・炒めるさえもできないときは、レンジで使える蒸し器などを活用する方法もあります。カット済みの野菜や洗うだけで使えるもやし、キッチンばさみで小房に分けられるブロッコリーなどの野菜を電子レンジで調理して、おいしい塩をパラパラっとかけて食べると、野菜の甘みも引き立ちます。

こんなふうに、コンビニに行く前に簡単にできることはないかと思いを巡らせてほしいと思います。それでもやっぱりつくるのも洗い物も面倒だ！　というときには、コンビニへ行ってください。ただし、コンビニスイーツやレジ前のホットスナックなど誘惑が多い場所なので、気を引き締めて向かいましょうね！

お水について

「水に変わる飲み物はありません」。治療院で何度も繰り返してきた言葉です。
水は、1日1・5~2ℓを目安に、のどが渇いていないときにもこまめに飲みます。
外出の際はマイボトルなどを活用して、水を持ち歩く心がけが必要です。

人間の体の約60%は体液と呼ばれる水分でできています。体液は日々入れ替わり、浄化されるもの。常に、新しい水を補給してあげることでベストな状態を保てます。
体内の水分がすべて入れ替わるまでには2週間ほどかかりますので、まずは意識を高く持って2週間、しっかり水分を摂る生活を心がけてください。2週間が経つころには、「体中の肌が柔らかくスベスベになった」、「毛穴が目立たなくなった」、「夕方の脚のむくみが気にならなくなってきた」という実感を得られる人が多くいます。

むくみやすい体質の方は、1日に1・5ℓ以上の水を飲むことに抵抗があるかもしれませんが、むくみやすい方こそ、体内の水分の入れ替えが必須です。ただ、むくみやすい方の多くは冷えがセットであるので、できるだけ白湯を多く飲むようにしてください。白湯に切り替えただけでむくみが軽減したという声もよく聞かれます。

また、代謝が落ちていると、水を飲むことによって一時的なむくみを感じる場合があります。むくむからと、自己判断で水を飲むのをやめてしまう方もいるのですが、体液（体内の水分）には、体の隅々に栄養を届け、不要になった老廃物を回収して排出するなど、体のめぐりをよくして新陳代謝を促すという大切な役割があります。

つまり、お水を飲まないことには代謝も上がっていかないのです。

このように、1日1・5～2ℓの水分を飲むことは美しく痩せるために欠かせない要素のひとつ。**がんばっているのに体重が落ちないという方の多くに、水分不足の傾向が強く見られます。**あなたも水分不足ではありませんか？

よく、水分ならたっぷり摂っているという方がいますが、僕がおすすめしているのは、純粋に水だけで1・5～2ℓ。コーヒー、紅茶、緑茶などカフェインを含む飲み物は利尿作用が働き、摂取した水分のほとんどが体に吸収されないまま、体外へ排出されます。

トイレに行く回数が多いと、それだけ体内の水分が入れ替わっている錯覚を起こしがちですが、カフェインの含まれた飲み物は水分の再吸収を阻害するので、膀胱にどんどん尿がたまっては排出されているだけ、ということを知っておきましょう。

また、ハーブティーなどカフェインレスの飲み物であったとしても、それは気分転換程度にとどめ、水分補給のメインは水と決めてしまいましょう。体の構造や作用を考えたとき、水に替わる飲み物はないのです。

とにもかくにも、月曜断食をはじめて最初の2週間は、水を飲む意識を高く持ってください。1日1・5～2ℓという数字は、意識していないとクリアできる量ではありませんが、慣れれば当たり前の習慣になります（ただし、先天的に腎機能の働きが悪い方や、腎臓の病気の既往歴のある方の水分摂取に関しては、主治医の指示に従ってください）。

季節にそった食べ方を知る

断食によって正常な体の働きを取り戻すと、夏と冬では体重が違うのが当たり前になります。**夏に比べて冬は1〜1・5kgくらい体重が増えるのが自然なこと。**これはリバウンドではないので、安心してください。

人間も動物と一緒で、冬の寒さを乗り切るために体は脂肪を溜め込もうとします。食欲の秋に食べ物を蓄えて、冬の間はそのときに蓄えた脂肪をエネルギーとして体を守り、冬の間にがんばった体を春にかけて修復していきます。

この修復がうまくいかないと自己免疫力が下がったままになり、花粉症などのアレルギーを発症しますし、厳しい夏の暑さを乗り切ることが難しくなっていきます。

正常なサイクルでまわっていれば、体は秋に新しい脂肪を蓄える前に、体のなかに残っている脂肪を夏の間に使い切ろうとします。脂肪をエネルギーとして使うには、口から入る食べ物は少なくてかまいません。これが、夏に食欲が落ちるメカニズムです。夏バテだからがんばって食べないと、などと思う必要はありません。

もし、夏になっても食欲が落ちず、ステーキでもかつ丼でもなんでも食べられる！という人は、夏の間、冷たいものばかりを摂りすぎて胃の働きが悪くなっているのかもしれません。胃を冷やすことは食べすぎにつながるので、注意が必要です。

・脂肪を使い切りたい夏は、夏野菜をたっぷり摂りましょう。
・食物が実る食欲の秋は、必要以上に食べすぎないよう気をつけましょう。
・寒さで体の機能が弱まる冬は、ショウガやネギなど体を温める食材を食べましょう。
・免疫力をしっかり上げていきたい春は、腸がよろこぶ食事を意識しましょう。

ダイエットは一年中がベストタイミングで最適な季節はありませんが、季節にそった食べ方を意識することは重要です。

7kg以上痩せたい人のための上級編・月曜断食メニュー

金曜日（良食）	土曜日（美食）	日曜日（良食）
旬の果物とヨーグルト	好きなもの	旬の果物とヨーグルト
おかずのみ	おかずのみ	おかずのみ
野菜スープ／サラダ／蒸し野菜などの野菜料理アルコールOK	好きなものアルコールOK	野菜スープ／サラダ／蒸し野菜などの野菜料理アルコールOK

さて、ここからは上級編。2カ月間でトータル7〜10kgほどの減量を目指す方に向けた、大幅減量用メニューです。ベーシック編で順調に5kg前後減を達成したあと、さらに体重を落とすぞ！　という強い意欲を持った方は、2カ月目から取り組んでみてください。

基本は、ベーシックメニューと変わりませんが、木曜日の夜は食事を断つ夜断食を行い、週末の美食は土曜日のみとなります。

夜断食が入ることで、より脂肪を燃やすスイッチを入れ加速させるのが狙いです。人は

上級編・大幅減量メニュー

	月曜日（不食）	火曜日（良食）	水曜日（良食）	木曜日 （良食＋不食）
朝	断食	旬の果物と ヨーグルト	旬の果物と ヨーグルト	旬の果物と ヨーグルト
昼	断食	おかずのみ	おかずのみ	おかずのみ
夜	断食	野菜スープ／サラダ／蒸し野菜などの野菜料理 アルコールOK	野菜スープ／サラダ／蒸し野菜などの野菜料理 アルコールOK	断食

空腹状態で寝ることで一番脂肪が燃焼されるので、夜食べないことを習慣にすると面白いように体重は落ちてきます。結果、基礎代謝が上がって体の修復能力も高くなり、疲れも溜まりにくくなります。

夜断食をした翌日、金曜日の朝食は、火曜日と同様に回復食の位置づけですので、くれぐれも食べすぎないように注意しましょう。また、週末の美食を土曜日に設定したのは、そのほうが月曜日の断食を楽に行えるためです。

食べすぎが次の食べすぎを呼んでしまうので、断食の前日に質のいい食事が摂れていると、それだけで断食日の食欲コントロールが楽になります。

じつは、1カ月間のベーシック編が終わって次のメニューに移行するこの時期ほど、最初はしっかりと意識できていた、「早く寝ること」「お水を飲むこと」を忘れがちになります。油断していると余分な間食もしてしまいがちな時期なので、今一度基本をおさらいしてから、次のステージに移行するとよいでしょう。

第6章

断食で生まれ変わった！体験談

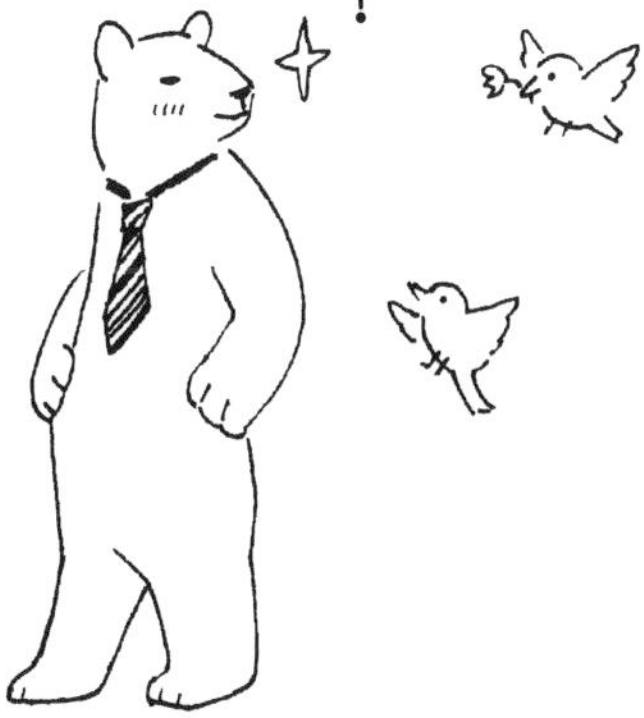

僕が診てきた、のべ7万人以上の患者さんの病状や個人的な悩みは本当に多岐にわたっています。病院に長年通っていたのに治らなかった病状が、断食をきっかけに劇的体質改善に成功し、思わぬ回復を見せてくれることもしばしばです。

ここでご紹介する人々は、ごく一部の成功者でも、たまたま起こり得た奇跡のストーリーでもありません。断食にきちんと取り組んだ大勢の人々に実際に起こっている、ごく一般的な改善例です。

不調は個々人によってさまざまですが、これらはあなた自身の体にも起こせる、すぐそこにあるリアルな現実です。

ご紹介する体験談には、治療院で断食を実践した方と月曜断食に取り組んでくれた方々が混在していますが、いずれにしても、「断食で人生が変わった」彼らのストーリーは勇気を与えてくれるでしょう。

体験談①

不妊症に悩んでいたが、断食をした日から約3カ月後に妊娠！

Mさん（30代・女性）165cm
体重67・3kg↓64・2kg
体脂肪率35・6％↓32％
期間3カ月

Mさんは、知人からの紹介で治療院を訪ねていらっしゃいました。

不妊症の定義は、避妊をせずに性行為があっても1年間妊娠しないことですが、結婚後、なかなか子どもを授からないことに悩んだMさんは、ご夫婦で不妊専門クリニックを訪ねたそうです。検査を受けたところ、ご主人側に若干の男性不妊の要素が見られたものの、深刻な状況ではないとのこと。

妊娠に至らない原因として、男性不妊の要素を除くと、排卵そのものがない場合と、排卵はあって受精はするものの着床せず妊娠に至らない場合とがあります。Mさんは後者でした。

「排卵はしっかりとあって、医師にも良質な卵が採卵できているといわれていました。

ですが、人工授精も含めて半年ほど治療を受けましたが、妊娠の兆候はまったくなくて……。1回の体外受精で何十万円もの費用がかかり、金銭面での負担も大きかったので、ほかに何かできることはないかと知人に相談したところ、関口先生の治療院を紹介され、藁にもすがる思いで通院することに決めました」

僕が提案したのは、断食をして体を一度リセットすること。数カ月のブランクはできるけれど、体質を変えて再チャレンジするのが最善だと判断しました。

最初に3日間断食をして体重も3kg減りましたが、大きく変わったのは体温です。女性の体は排卵日の前後から高温期に入り、ここでしっかり体温を上げることが着床しやすい体にもつながります。

以前のMさんは、36・5℃くらいがMAXで、なかなか37℃を超えることがありませんでした。しかし、断食から1カ月がすぎたあたりから体に変化があらわれはじめ、高温期には37℃前後まで体温が上がるようになってきました。

そこで、ダメ押しの夜断食です。

排卵の時期、生理が28日周期の方なら生理の初日から数えて、12日目、13日目、14日目に夜断食を行います。胃腸を休ませて体の代謝を上げていくことで、きちんと体温が上昇するようにアシストするのです。

戦後、食糧難の時代のほうが出生率は高かったですし、空腹状態のほうが体の生殖機能にスイッチが入ります。生殖機能をアップさせるには、栄養は摂りすぎないほうがいいことが、さまざまな事例から証明されています。

不妊専門クリニックではなんの兆しも感じられなかったMさんですが、排卵前後の体調や体温などから体の変化を感じ取り、少しずつ気持ちも前向きになっていきました。

そしてついに、断食をした日からおよそ3カ月後、Mさんから妊娠を報告する電話がかかってきました。

「体が明らかに変わったことを自覚し、半ばあきらめていた妊娠が現実のものとなりました！」

医学の発展はもちろん大切なことですが、ナチュラルな体の反応を取り戻すために断食という手段があることをもっと多くの女性に知ってもらい、実践していただきたいと思います。

まずはMさんが行った排卵日の夜だけ断食にトライするだけでも、何か体の変化を感じるはず。薬や人工的な手法に頼るのは、それからでも遅くはありません。

体験談②

直径8㎝あった子宮筋腫が、1カ月半後には3㎝に

Fさん（40代・女性）150㎝
体重51・4㎏↓44・6㎏
体脂肪率31・4％↓23・7％
期間1カ月半

西洋医学的には説明がつかないのですが、事実として、断食で体重を落とすのと並行して子宮筋腫が小さくなる傾向がみられます。Fさんの場合は、直径8㎝あった筋腫が、1カ月半後には3㎝にまで小さくなりました。

Fさんは、子宮筋腫による2つの症状に悩まされていました。

ひとつは、便秘です。筋腫が大きくなると大腸の出口を圧迫してしまい、便通が悪くなることがあります。便秘は気分の落ち込み、イライラをまねくもと。Fさんも例外ではなく、最初、治療院にいらっしゃったときには口数も少なく、1を訪ねても0・5くらいしか返ってこない印象でした。

ところが、筋腫が小さくなって便秘が解消されたいまでは、ご本人に「最初はまっ

たくしゃべってくれませんでしたもんね」と笑っていえるくらい、オープンマインドになっています。

そしてふたつ目は、月経困難症です。毎月の生理が非常に重く、ナプキンを2枚重ねにしないと不安なほど、出血量も多かったといいます。

月経困難症の方は子宮筋腫になりやすい傾向があり、食事も筋腫を大きくさせる女性ホルモンであるエストロゲンの分泌を促進させてしまう甘いものを好む方が多いのです。Fさんも、アイスクリームやバターなど動物性タンパク質を好む傾向にありました。

体にとって余分な栄養を摂りすぎると、それが細胞に栄養を与えてしまい、筋腫も大きくなりやすいのではないかというのが僕の見解です。

じつはFさん、治療院にいらっしゃったのは、ダイエットが目的でした。筋腫が小さくなったのは、その副産物。

「1カ月半で体重が6・8kg、体脂肪率は7・7%も減り、肩こりや首のこりが治りました。そうした体の変化ももちろんですが、何より驚きだったのは、子宮筋腫までもが小さくなったことでした」

体のめぐりがよくなり、便秘が解消されたことで気分も安定したようです。

「イライラする回数が減り、対人関係のトラブルも減りました。自分でも驚くのは体の変化もさることながら心の変化もあったこと。体に溜めた脂肪にネガティブな意識を蓄積させていたのでしょう。20年前の体重に戻りました。1カ月半で20年分のごみを捨てた気分です」

体を根本から変えていく断食は、自分が治したいと思っていたところではない部分までも改善していきます。

体験談③

生理がぴったり28日周期になり、生理痛やＰＭＳも軽減

Ｔさん（20代・女性）
計測なし

生理周期が40日のときもあれば、１カ月に２回生理がくることも。Ｔさんの生理が乱れた要因は、繰り返してきたダイエットにありました。

「１年で体重が５kg前後変わるのは当たり前。人生において、痩せている時期と太っている時期しかないというくらい、つねに体重が変動していました」

リバウンドの副作用に生理不順があることや、無理なダイエットで短期間に体重を減らすと生理が止まる場合があることは、よく知られています。

治療院では、１～２カ月で10kg近い減量はよくあることですが、断食をして生理が止まった人はひとりもいません。

それは、断食は体に無理を強いるのではなく、本来の姿に戻す手助けをしているか

らです。自己流のダイエットで短期間に体重を落としてリバウンドをすると、自律神経のバランスが崩れ、ホルモンバランスも大きく乱れます。それが、生理不順に陥る主な原因です。

また、Tさんの場合、普段はおにぎり2個、パン、甘いジュース、デザートと、糖質だらけの昼食を摂っているのに、ダイエットとなると絶食に近い形で食べるものを制限していました。

Tさんのやっていることも、断食も、絶食という意味では同じではないかと思われるかもしれません。ですが、断食で体重を減らすには回復食が大事だとお話ししたように、自分の意志で正しい知識のもとに行う断食と、がまんを重ねてストレスフルな絶食ではそこに大きな差が出ます。

その証拠に、それまでのTさんの食事は0か100かしかありませんでした。

「ダイエットとなると食べる量を極端におさえ、それで少しは体重が減るけど、イライラしたりストレスが溜まって、ある日、ドカ食いをしちゃうんですよね……」

ほぼ空になった胃腸に大量の食べ物を送り込むと、いつも以上に体重は増えやすくなります。ここも、断食との大きな違いです。

Tさんには、生理の1週間前と生理がはじまって2日目か3日目に夜断食をしてもらうことにしました。

生理の1週間前は、ちょうどイライラなどのPMS（月経前症候群）の症状が出てくる時期。そのタイミングで夜断食を行うとイライラが鎮まり、過食もおさまります。

というのも、女性の体は生理に向けて徐々に体温が高くなっていき、興奮作用のある交感神経が優位になります。すると、どうしても食欲が出てきてしまいます。この交感神経が上がりすぎると過食に走るので、これを夜断食でコントロールしてあげるのです。交感神経が上がりすぎないことで、PMSの期間を楽に過ごせます。

そして、生理痛がもっともひどい2日目、3日目に断食をするのは、生理がきて高温期から一気に体温が下がり、体は副交感神経が優位になってリラックスモードに入るからです。このとき、交感神経と副交感神経の働き方のギャップが大きくなると、生理痛がひどくなります。そのふり幅を大きくしないために、夜断食が役立ちます。

断食によって体のコントロールを覚えたTさん。生理はぴったり28日周期になり、生理痛やPMSも軽減しました。

「経血の色が、黒が混じったような赤から、サラサラのきれいな赤に変わりました。以前は、生理前と生理中に甘いものは欠かせないと思っていましたが、いまでは、あえてその期間は甘いものをとらないと決めています」

Tさんは最近になって結婚が決まり、いまは結婚式に向けて断食を取り入れたダイエットに取り組んでいます。

体験談④

体重が減ってよろこんでいたら、春になっても花粉症が出ない！

Hさん（40代・女性）153㎝
体重85・7kg↓57・3kg
体脂肪率47・5％↓30・0％
期間6カ月

栄養士という仕事柄なのか食べる機会が多く、残すのはもったいないと食事は全部自分の胃袋にしまいこんでしまっていたHさん。47・5％という体脂肪率の高さとひざの痛みに危機感を覚え、健康的な体を取り戻すために治療を開始。最終的に、半年で28・4kgもの減量に成功しました。

断食でおもしろいように体重が減っていくことによろこんでいらっしゃいましたが、断食を開始してから4カ月後に迎えた春。自身の体質が大きく変わっていたことに気づき、断食の効果を強く実感することとなりました。

「毎年、薬を服用しなければならないほどひどい花粉症だったのですが、年が明けて、春が近づいてきてもまったく症状が出ず、春はこんなにも過ごしやすいのかとはじめて知りました」

じつは、Hさんと同じように、断食の副産物として花粉症などのアレルギー症状が改善するケースには頻繁に出会います。

アレルギーの多くは腸内環境が悪化し、免疫力が低下することで発症すると考えられますが、断食によって腸の詰まりをとり、本来の働きを取り戻すことで腸内環境は整い、その結果、アレルギー症状が軽減するのです。

「体質が変わると心まで前向きになり、それが何よりもうれしいんです」

花粉症だけではなく、長年悩んできた重度のアトピーが断食で体重を落としたことで改善し、劇的な変化に心を突き動かされるように、脱サラをして鍼灸の学校へいった方もおられます。

最初は痩せることが目的だったとしても、断食は自分を変えるさまざまな副産物をあなたにもたらします。

体験談⑤

4カ月で血圧、血糖値、コレステロール値が正常値に戻った

Oさん(60代・女性)155cm
体重74・9kg↓60・0kg
体脂肪率45・6%↓36・8%
期間4カ月

高血圧、高血糖、脂質異常。いわゆる生活習慣病で、病気の一歩手前という状態にあったOさん。病院からは薬を処方され、体重を落としてくださいといわれたものの、肝心の体重の落とし方がわからず、僕の治療院にいらっしゃいました。

「薬の服用をやめたい、という思いから減量を決意しました。とはいえ、当時の私には、断食などとても考えられませんでしたが、いざはじめてみると、それほど苦痛もなくやりきることができ、体重計に乗るのがどんどん楽しくなってきました」

1カ月で10kg、4カ月で約15kgの減量を達成したOさん。断食とその後の回復食で脂肪をエネルギーに変えられる体質へとチェンジし、体脂肪率も目に見えて減っていきました。

内臓脂肪が減ると、硬く細くなった血管が正常に戻り、血圧が下がります。内臓脂肪が減ると、インスリンの働きが正常に戻り、無駄な糖分はエネルギーとして使われるので血糖値が下がります。

そして、内臓脂肪が減ると悪玉ＬＤＬコレステロールが減少し、善玉ＨＤＬコレステロールが増えるため、コレステロール値も正常に戻ります。

こうしてＯさんは希望通り、薬の服用を止めることができたのです。ダイエットも順調に進み、予定していた娘さんの結婚式にも、すっきりとした姿で出席できたととても感謝してくださいました。

体験談⑥

長年の悩みの肌荒れが、すっかりよくなりました

Yさん(30代・女性)165cm
体重52・6kg→47・7kg
体脂肪率22・7%→17・4%
期間1カ月

身長165cmで52・6kgと痩せ型のYさん。ご本人もダイエットを望むのではなく、何をしてもよくならない肌荒れの解消を目的に、断食にチャレンジしました。

「1回目の断食をした夕方から翌日の火曜日まで、倦怠感、眠気、吐き気、頭痛に悩まされたのですが、不調を感じたのはその1日半だけ。2回目の断食は、拍子抜けするほど何も起こらずに1日を過ごすことができました」

当初考えていたより苦労せず実践できたというYさん。長期間にわたり、似たようなものしか食べられない健康法とは違い、週末の美食期間には好きなものを食べられるなど、自由度が高かったのも自分には合っていたといいます。

「昼間は炭水化物以外は何でも食べられること、休日は制限がないことが心の支えでした（笑）」

そして、改善を望んでいた肌荒れでは、劇的な効果を実感。

「3週目にはニキビが完全に治って、肌がとてもきれいになっていました。それがすごくうれしくて。4週以上経ったいまもお肌はスベスベのまま。本当に信じられません」

さらに、もう一つの悩みとして挙げていた生理不順にも変化がありました。

「普段、40日間隔だった生理が、今回は30日ほどできたんです。これも断食の効果でしょうか？　もう少し時間が経たないと改善したかの判断はできませんが、この何年間かまったく変化がなかったことなので、正直、驚いています」

ダイエットが目的ではなかったYさんですが、月曜断食プログラムを4週間実践し、マイナス4・9kgというご本人もびっくりの結果となりました。

「私の場合、体重は二の次だったのですが、いらないものがすっきりと落ちて、うれしい変化となりました。とくに下半身がすっきりと痩せ、下着がぶかぶかに(笑)。買い換えた下着が無駄にならないよう、体重、体型の維持をしていきたいと思います」

白菜と豚肉の重ね蒸し

材料　1人前

白菜…大1枚

豚ロース薄切り肉…80g

酒…大さじ1

塩…小さじ1/3

ポン酢…適量

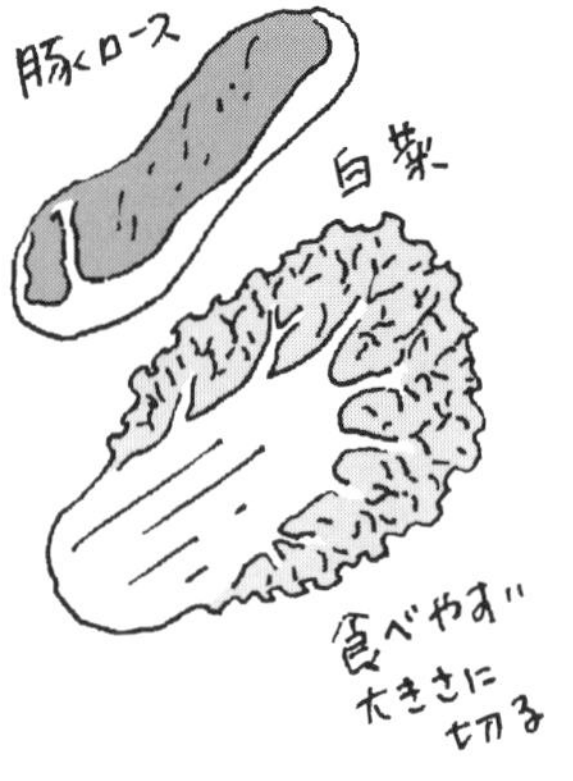

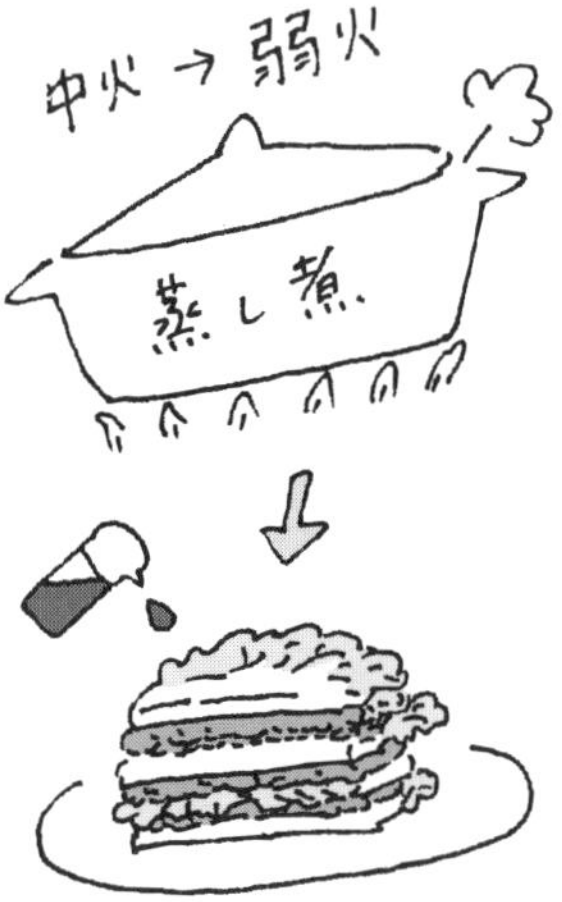

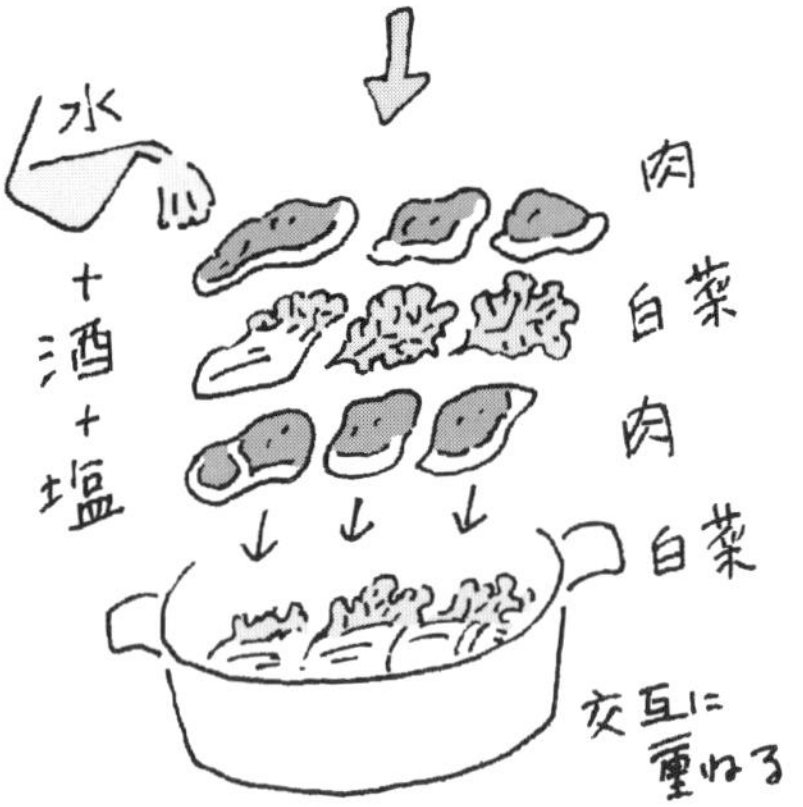

作り方

①白菜と豚ロース薄切り肉は食べやすい大きさに切る。

②鍋に白菜の半分量を敷き、その上に豚肉の半分量を広げながら重ねる。残りの白菜、豚肉も同様に重ねる。

③水50cc、酒、塩を加え、ふたをして中火にかけ、煮立ったら弱火にして10〜15分ほど蒸し煮にする。豚肉に火が通ったら完成。ポン酢をつけていただく。

白身魚のホイル蒸し

材料　1人前

タラなどの白身魚
…1切れ

好きな野菜（玉ねぎ、
キャベツ、きのこ類、
もやしなど）…適量

酒…適量

油（サラダ油、米油、オリー
ブオイルなど）…適量

ポン酢…適量

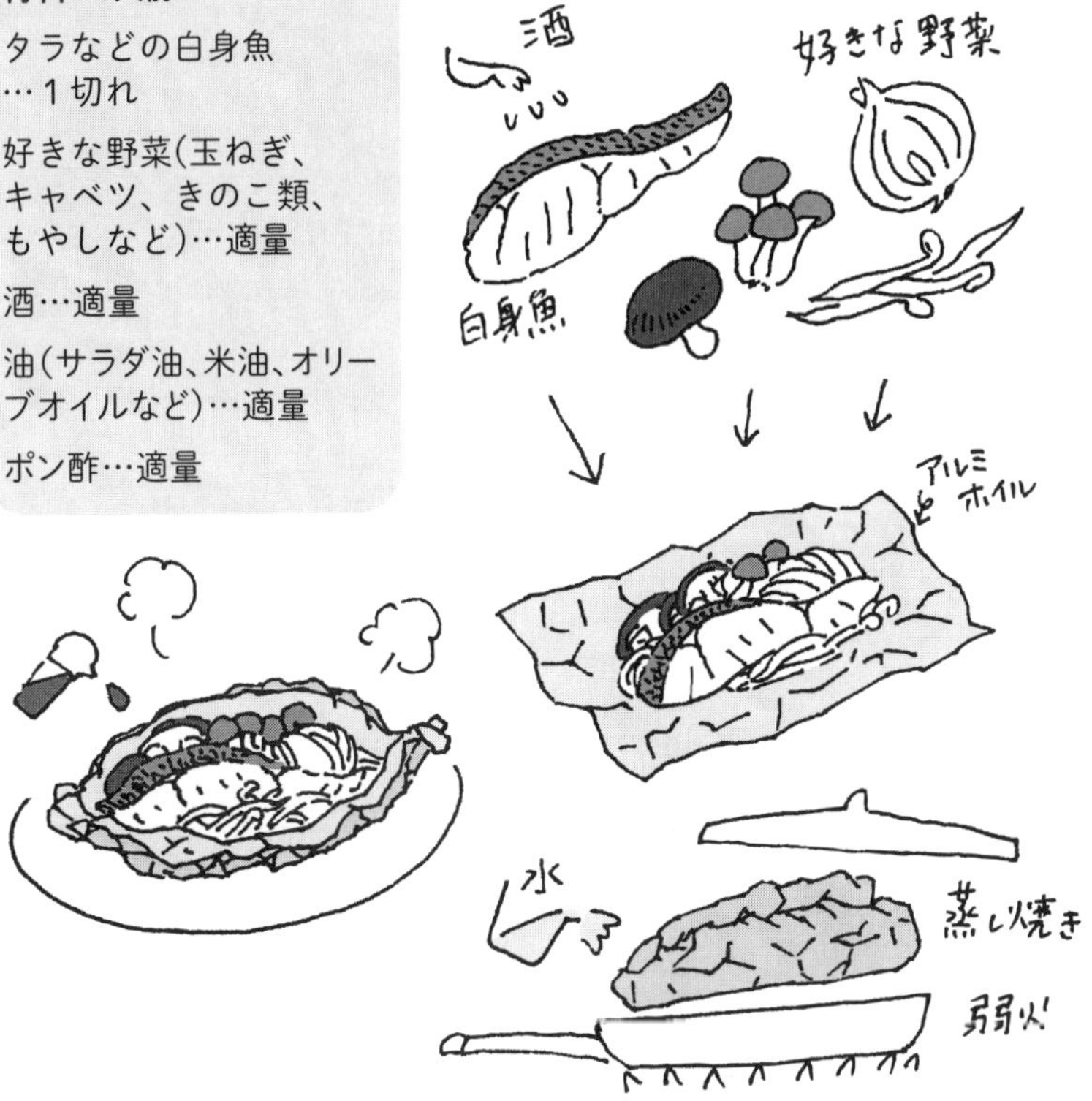

作り方

①白身魚に軽く酒をふり、10分ほどおく。その間に、野菜を食べやすい大きさに切っておく。

②アルミホイルに薄く油を塗り、水気を拭いた白身魚、切った野菜をのせて包む。

③フライパンに②を置き、少量の水を注いでからふたをして、弱火で15～20分ほど蒸し焼きにする。ポン酢をつけていただく。

野菜チキンロール

昼

材料　2人前

鶏むね肉…1枚

ほうれん草…1束

えのき…1/2袋

その他好みの野菜…適量

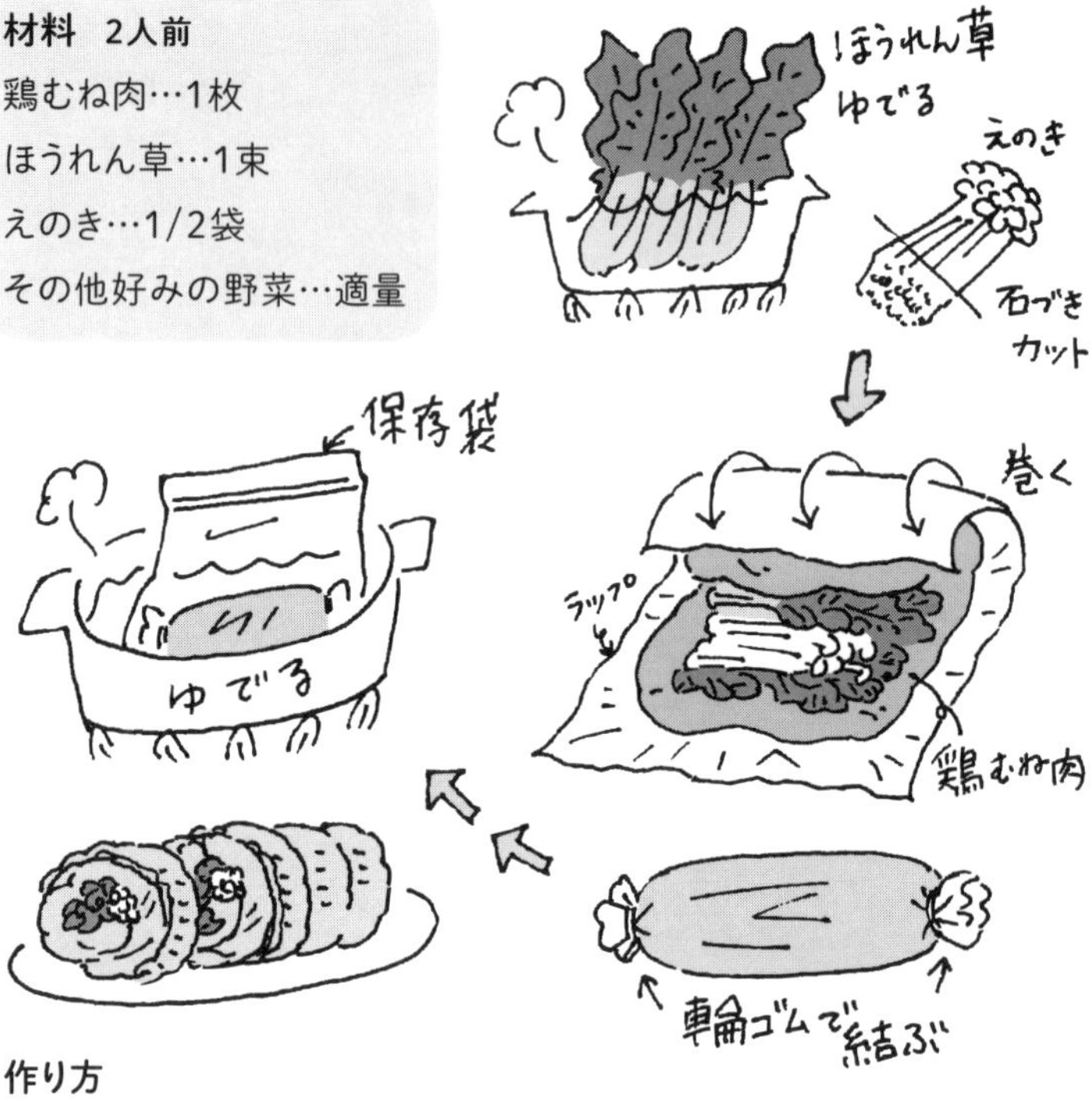

作り方

①ほうれん草は茹でて、適度な長さにカットする。えのきは石づきをカットしておく。ラップの上に鶏むね肉を置き、厚みが均等になるように、厚みのあるところに包丁を入れる。

②①の野菜を鶏むね肉の上に並べ、太巻きの要領で巻いていき、巻き終わったらラップの両端を輪ゴムなどできつめに結び、保存袋に入れる。

③鍋にお湯を沸かし、②の保存袋を入れ、沸騰したお湯の中で5〜10分ほど茹でる。切り分けて、お好みでポン酢などにつけていただく。

※アルミホイルの上で巻いて、フライパンで転がしながら10分ほど焼くか、水を入れてふたをして蒸し焼きにしてもよい。

簡単ミネストローネ

夜

材料　1人前

玉ねぎ…1/4個

なす…1/2本

しめじ…1/4袋

キャベツ…１枚

その他好みの野菜…適量

オリーブオイル…適量

水…200cc

無塩タイプのトマトジュース
…１缶150～200ccのもの
（※好きな味になるよう水の分量を調整）

塩・こしょう…各少々

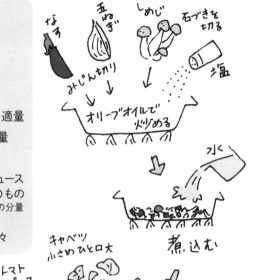

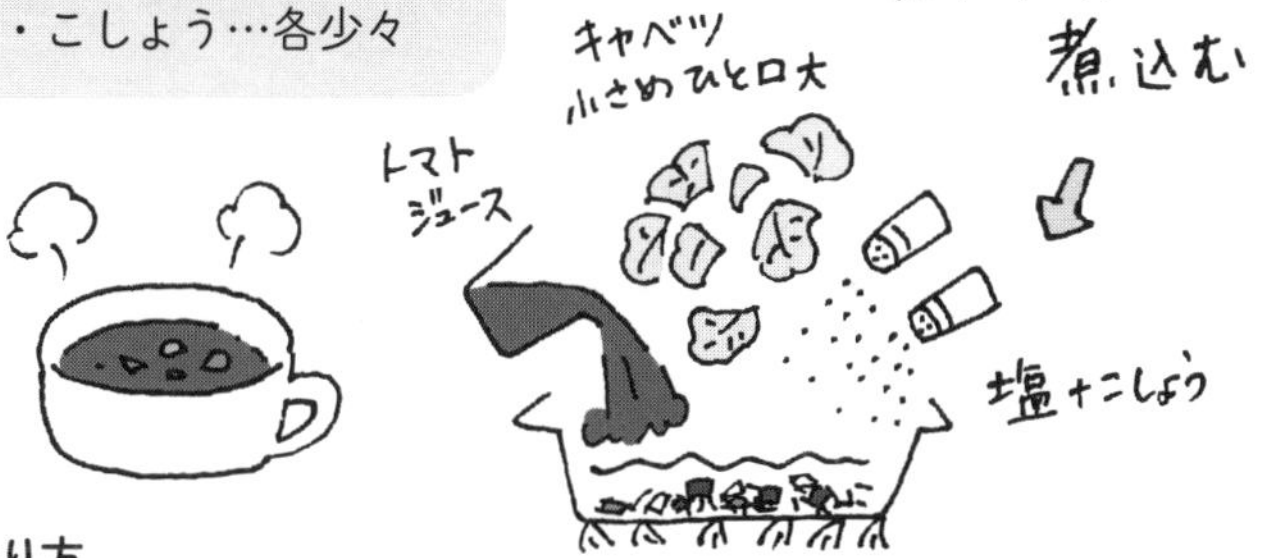

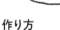

作り方

①玉ねぎとなすは大きめのみじん切り、しめじは石づきを切り、キャベツは小さめのひと口大に切っておく。

②鍋に少量のオリーブオイルを熱し、キャベツ以外の野菜を入れ、軽く塩を振って炒める。

③水200ccを加えて煮立ったら中火で野菜に火が入る程度に煮込む。

④トマトジュース、キャベツを入れて沸騰したら、塩・こしょうで味を調えて完成。

※昼に食べる場合は、ベーコンやじゃがいも、にんじんを加えてもよい。

ブロッコリーの豆乳スープ

夜

材料　1人前

ブロッコリー…3〜5房
玉ねぎ…1/4個
にんじん…1/6本
オリーブオイル…適量
水…200cc
無調整豆乳…150cc
コンソメの素…5g

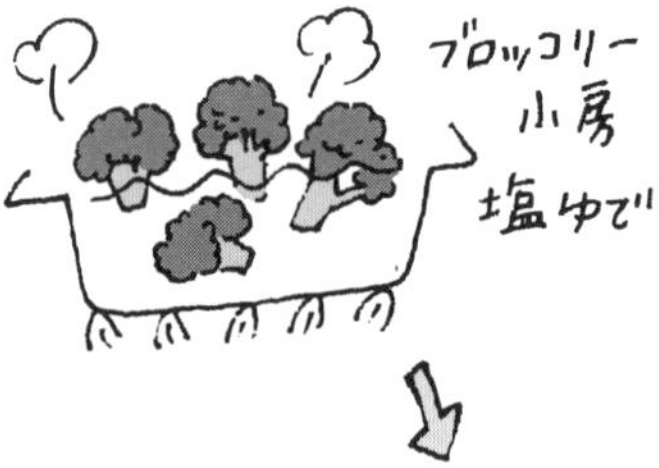

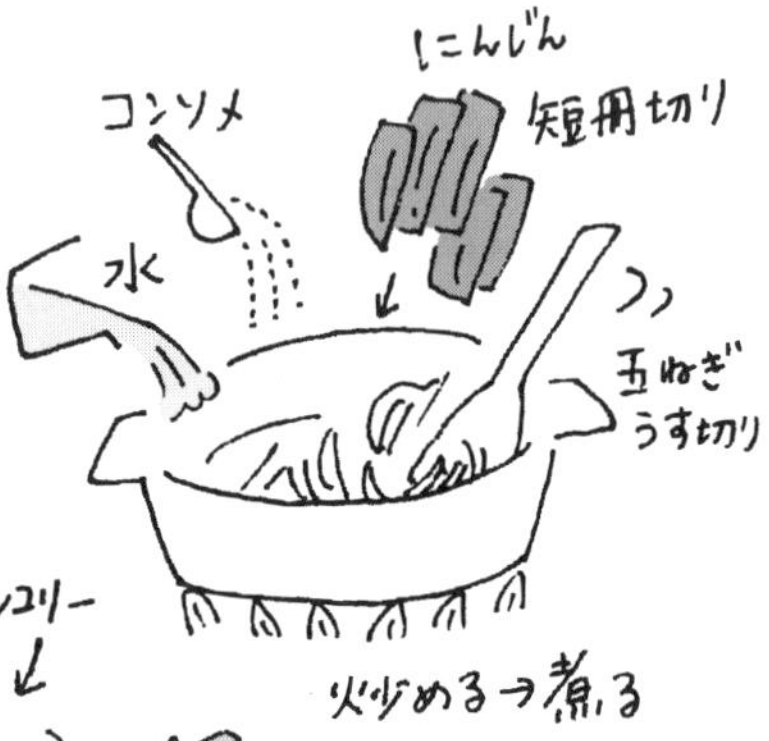

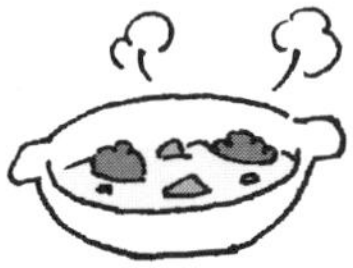

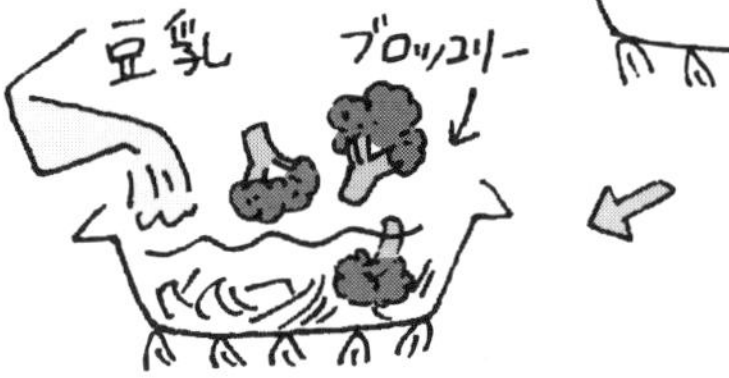

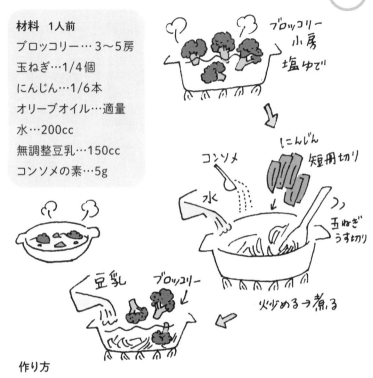

作り方

①ブロッコリーは小房に分けて塩茹でしておく（または水気を残したまま軽くラップをし、柔らかくなるまでレンジで加熱してもよい）。玉ねぎは薄切り、にんじんは短冊切りにする（その他、きのこ類や好みの野菜を加えてもOK）。

②鍋にオリーブオイルを中火で熱して、玉ねぎを入れ、しんなりするまで炒める。さらに、にんじんを加えて軽く炒めたら、水とコンソメの素を加えて煮る。

③野菜が柔らかくなったら、豆乳とブロッコリーを加え、軽く沸騰したら完成。

お手軽ラタトゥイユ

材料　1人前

玉ねぎ…1/4個

なす…1/2本

トマト…1/2～1個

オリーブオイル…適量

にんにく…1/2片
（または、おろしにんにくの
チューブタイプを1㎝程度）

塩・こしょう…各少々

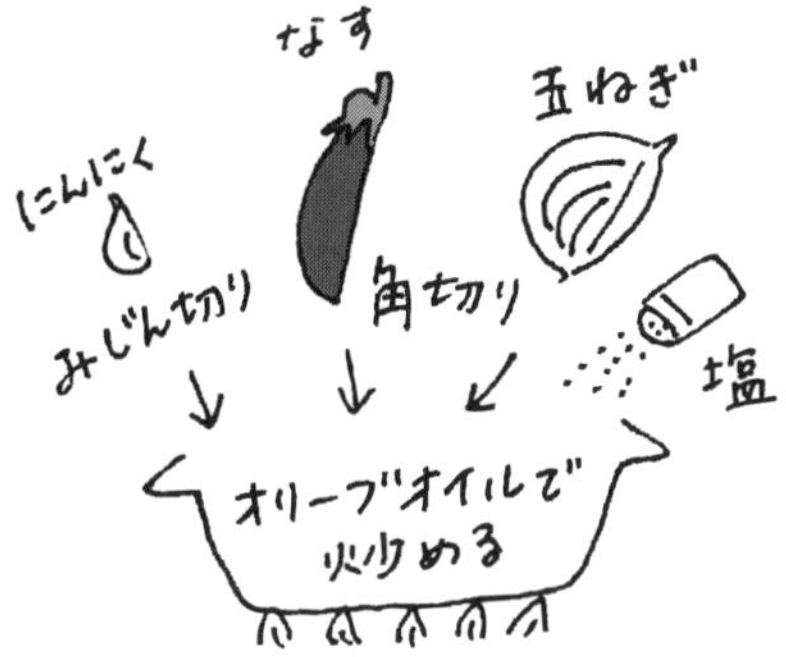

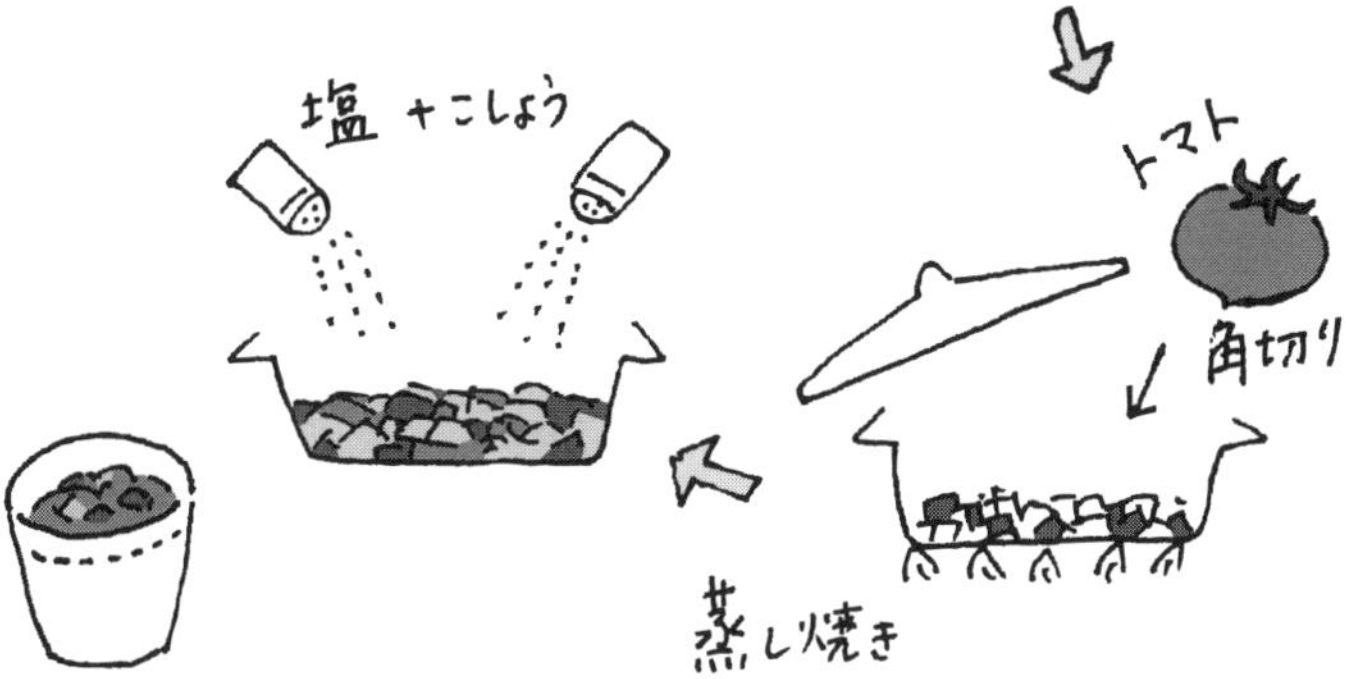

作り方

①野菜は小さめの角切りにする。にんにくはみじん切り。

②鍋にオリーブオイルとにんにくを弱めの中火で熱し、香りが出たらトマト以外の野菜と塩少々を加えて中火で炒める。

③②に火が通ったらトマトを加えて軽く炒め、ふたをして5～10分ほど蒸し焼きにする。塩・こしょうで味を調えたら完成。

※より手軽につくりたい場合は、トマトを缶詰のホールトマトで代用してもかまわない。残ったホールトマトは保存袋に入れて平らにし、冷凍庫へ。昼に食べるときは、焼いた鶏肉や豚ロース肉、魚にかけていただくのもおすすめ。

あとがき

2年前の某日、ある女性が初診でやってきました。

「知人が短期間できれいに痩せ、肌はピカピカで体全体からポジティブなオーラが出ていることに驚き、その人から関口鍼灸治療院で断食をしたことを教えてもらい、今日の予約を取りました」とおっしゃるその女性こそが、本書の企画を立ち上げ、出版への道筋を作ってくださった文藝春秋の樋口歩さんでした。

最初は「腰痛がよくなれば、私は別に痩せなくても……」とおっしゃっていましたが、何度目かの通院後に断食を決め、トータルで7kg減量。断食からわずか1週間後には腰痛が消え、乾燥気味だった肌にはしだいにハリが出て明るくなり、その姿を見た同じ部署の女性たちが次々と治療院へきてくれるようになりました。その結果、5名で構成された部署のうち、4名が断食で美しく生まれ変わるというすごい事態が起きました。いまでもその余波は続いていて、フリーの編集者やデザイナーといった方々が、僕の治療院で断食に挑戦中です。

残念ながら部署の異動があり（115頁の体験談はこのときの樋口さんのものです）、新しくこの本を担当してくださった山本浩貴さんは、「断食は相当ハードルが高いものだと思っていたため、いかに断食がいいかを語る新部署の女性たちに圧倒された」とのちに話してくださいましたが、そんな山本さんもまた、月曜断食にトライして4週間で5・5kgの減量という結果を出しました。

本書はこのようにして、いろんな方々との関わりのなかから誕生しました。1年以上の歳月をかけ、どうすれば断食の効果、必要性を広くみなさんに伝えることができるかを考え、たくさんの方々のお力を借りながら、丁寧に作り上げました。

月曜断食はきちんと成果の出せる強力なダイエット法であり、同時に、健康で長生きできる体質へとスイッチできる究極の健康法である。そのことがしっかり伝わる本が完成したと自負しています。

僕は、断食に出会えたことを、心から感謝しています。

断食の素晴らしさを教えてくださった中国式鍼治療専門店「ハリー」の王尉青先生は、いまでも僕の師匠であり、恩人です。こうしていま、鍼灸師として仕事ができているのも、王先生の治療院で働くことができたからこそだと、深く感謝をしています。

鍼の力は絶大で、食欲は楽に抑えられ、鼻歌を歌いながら断食日を過ごすことも可能です。中国では、鍼灸医学といって二千年以上も前から鍼を治療に用いているほどですから、鍼には長い歴史と経験に裏打ちされた確かな効果があります。

鍼灸師として、鍼の効果に頼らず、生活のなかで誰もが取り組める断食法を提案するにいたったのは、不食（＝断食）という東洋医学の叡智を多くの人に伝えたかったからに他なりません。

僕の治療院で働く鍼灸師の先生たちもまた、鍼と断食の効果に魅了された人ばかり。本書が世に出ることをとても楽しみにして、また、制作中にはさまざまなアドバイスももらいました。この場をお借りして、僕のスタッフたちに感謝を伝えさせてください。みんな、本当にありがとう。

そして、本書の生みの親である文藝春秋の樋口歩さん、完成まで力強く導いてくださった山本浩貴さん、原稿を構成してくださった今富夕起さんにも感謝を申し上げます。

たくさんの人の本気と愛が詰まった本書を手にとっていただいたみなさんにも感謝をお伝えするとともに、みなさんが月曜断食で体の中から美しく生まれ変わることを信じ、強く、強く願っています。

2018年1月

関口賢

著者略歴

関口賢（せきぐち・まさる）

1985年、千葉県千葉市生まれ。関口鍼灸治療院 HEAL the WORLD総院長。サッカーの名門・市立船橋高校でサッカー漬けの日々を送り、2007年、東京メディカル・スポーツ専門学校鍼灸師科卒業。中国式鍼治療専門店ハリー（HURRI）の王尉青先生に憧れ、弟子入り。2010年、関口鍼灸治療院HEAL the WORLDを銀座に開業し、2017年には六本木にもオープン。歌手・モデル・タレントなどのボディマネジメント・ダイエットアドバイザーとしてサポートし、プロサッカー選手、プロゴルファーのトレーナー活動などでも活躍。のべ約7万人の臨床経験を生かし、時代に合った新たな鍼灸の確立をめざす。

月曜断食《げつようだんじき》
「究極《きゅうきょく》の健康法《けんこうほう》」でみるみる痩《や》せる！

二〇一八年一月二十五日　第一刷発行
二〇一九年十月三十日　第二十刷発行

著者　関口賢《せきぐちまさる》
発行者　鳥山靖
発行所　株式会社 文藝春秋
東京都千代田区紀尾井町三－二三
郵便番号　一〇二－八〇〇八
電話　（〇三）三二六五－一二一一（大代表）
DTP　エヴリ・シンク
印刷所　大日本印刷
製本所　大日本印刷

ISBN978-4-16-390791-8　Printed in Japan